楽しく学ぶ身体所見
呼吸器診療へのアプローチ

著
長坂行雄
近畿大学医学部堺病院内科学教授

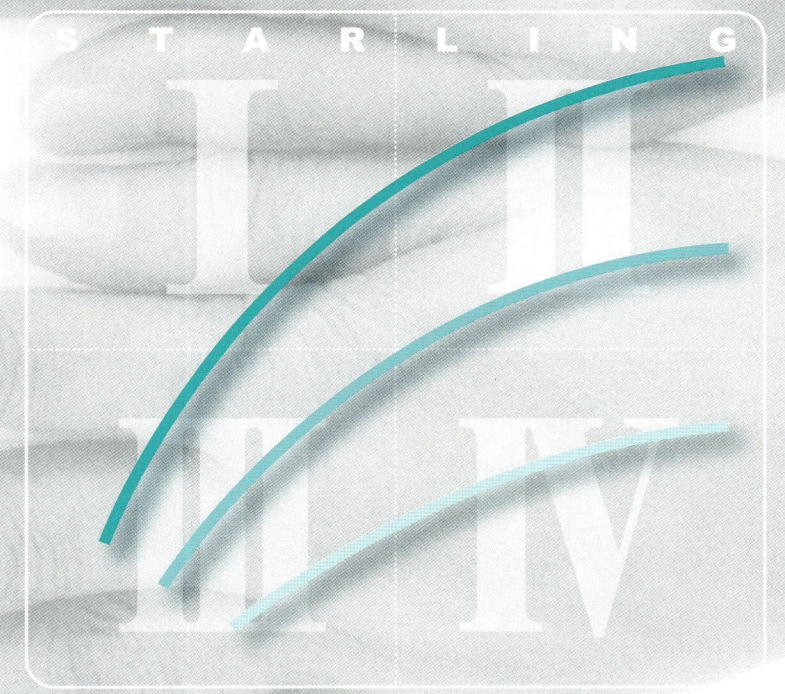

克誠堂出版

はじめに

　日本の医学生の欠点として病態生理の理解が少ない，臨床判断の経験が乏しい，挙げられる鑑別診断が少ない，患者対応の経験に乏しい，身体所見を系統的に取れない，などがあるそうです[1]。研修期間を終えれば患者対応の経験は積めますが，病態生理を理解し→身体所見を取り→鑑別診断を挙げ→臨床判断する，というのは指導の仕方によっても差が出てきます。本書はこのような診断の流れに役立つことを目指しています。病歴とバイタルサイン，身体所見はプライマリケアの根幹です。急性の変化はバイタルサイン，慢性の変化は身体所見に現れます。生理学的な異常は急性期には心拍や呼吸数などのバイタルサインに反映されますが，慢性期には代償されてそれに伴う身体の変化が起こり，その間にバイタルは通常に戻ります。

　また，診察と身体所見は習熟度によって差が出やすい医学所見です。所見がどの程度信用できるのかも念頭において使う必要があります。例えば，肺野にクラックルを聴取するときの肺炎については，感度＝クラックルが聴こえたら肺炎がある確率は19〜64％，特異度＝クラックルが聴こえなければ肺炎がない確率48〜94％と，個々の研究（あるいは診察医の能力）によって大差があります[2]。しかし，病歴や打診上の濁音などのほかの身体所見を組み合わせれば精度はもっと高くなります。経験を積めば自分の所見がどの程度の確率で診察中の患者の診断に結びつくかがわかっていきます。日常臨床では身体所見は単独で診断に結び付ける技術ではなく，画像や検査所見も組み合わせることによってより正確で即時性のある診療技術になります。

身体所見は，生理学や解剖学の教科書を読み直して理解しながら取ると応用が利きます．一方，自信がない所見で臨床判断はできません．自分なりにはっきりと所見の有無を判断し，検査などで確認して精度を高めましょう．私も宮城征四郎先生[3]から「この患者の身体所見を診て胸部 X 線のスケッチを描いてごらん」と言われ，無理だろうと思いながらも努力しているうちに大まかなスケッチは描けるようになりました．読者にもお勧めしたい方法です．スケッチを描くつもりで身体所見を取ってみると今までとまったく違う緊張感があります．
　描画という検証プロセスを入れることで真剣に身体所見をとる習慣がつきます．所見があるか，ないかを明確にしないとスケッチは描けません．間違いも大事な経験です．例えばクラックルが「あるような気がする…」とか，「ないと思うけど…」では検証できません．間違いは進歩の原動力です．怖がらずに自分で検証してみましょう．

　本書では通常の診察と同じような順序でバイタルサイン，身体所見を解説しますが，その間に問診や検査にも触れています．実際の診察でも新しい所見で前の所見を見直しますから，内容の重複もお許しいただければと思います．有名な徴候でもほかの所見で代用できるもの，検査で見た方が簡単なものは省きました．
　診察では必要なところを短時間でおさえて効率よく全体像を把握します．そのうえでほかの徴候，検査で見直すと間違いの少ない診療になり，即時性という身体所見のメリットを活かせます．宮城先生もこれから紹介するペティー先生も一人一人にはそれほど時間をかけず診察し，全体像を把握しながら問題点を詰めていきました．
　私は 1978 年から翌年にかけて宮城先生に紹介していただいてコロラド大学のトム・ペティー先生（2009 年逝去）の教室

に短期留学しました。ペティー先生はちょうどARDS（急性呼吸促迫症候群）の概念を確立され，慢性呼吸不全に対する在宅酸素療法を繰り広げて全米から注目されていた時期でした。後に全米の各大学で教授として活躍することになる素晴らしく優秀なフェローやレジデント，学生，ネット婦長と一緒に毎朝夕の回診につくのですが最初はつまらなく思ったものです。

およそペティー先生のコメントは本[4)5)]に書いてあるとおりだし，当たり前のことばかりでした。しかし，2週間ほどで目が覚めました。まず彼は実際に日常臨床で行っていることをそのまま自著に書いていました。「本にはこう書いたけど実際はそうもいかないよね…」ということが一切ありません。もう一つは最初の1カ月で5例のARDSを経験したのですが，どのような複雑な状況でも常に当たり前！と思えるようなコメントをされました。結果的に全例が助かりました。合併症の多い重症例でも複雑な所見の優先順位を瞬時に判断し，最重要な問題を見極められるから結果だけ見れば「誰から見ても普通」のコメントができたのだと思います。診療では難しい局面ほど「いかに普通に考えるか」が重要だと思います。

本書の内容は教科書や文献，先輩の指導で学んだことが多いのですが，私の40年近い臨床経験で確かだと思うことも書いています。何百人中何十人にこの所見がある，というEBM（evidence based medicine：根拠に基づく医療）的な記載は少ないのですが，ほとんどの所見は解剖学や生理学的な裏付けがあります。長い間に文献を思い出せなくなったり散逸したものもありますが成書，文献で学んだ知識です。病態を理解して診療すればEBM以上にさまざまな病態に応用が利きます。本書がその手引きになればと願っています。

●文献
1）大村昭人．正しい現状認識なくして医療再生は実現しない．総合臨床 2010；59：2355-58．
2）McGees S. Evidence-based physical diagnosis. Philadelphia : W. B. Saunders, 2001.
3）宮城征四郎．図解診療基本手技：理学的検査法 13．胸部．Medicina 1986；23：2236-42．
4）Petty TL. Intensive and rehabilitative respiratory care, 3rd ed. Philadelphia : Lea & Febiger, 1982.
5）Petty TL. Chronic obstructive pulmonary disease. New York : Marcell Dekker, 1978.

謝辞

　多くの先輩の教えを受けて本書を上梓する機会を得ることができました。

　大阪大学第3内科に入局以来上田英之助先生には研究，臨床のご指導をいただき，国立療養所近畿中央病院では故 瀬良好澄先生，故 北谷文彦先生，故 阿久津弘先生，李龍植先生のご指導のもと自由に勉強，留学させていただきました。

　東京女子医科大学附属日本心臓血圧研究所では循環器の臨床のご指導いただきました。沖縄県立中部病院の宮城征四郎先生とコロラド大学呼吸器科の故 ペティー教授，ネット看護師長のベッドサイドでの教えがこの本の基礎となっています。心よりお礼申し上げます。肺音に関しては，国立病院機構福岡病院の下田照文先生，近畿大学堺病院保田昇平先生と共同研究し複十字病院の工藤翔二先生，伊勢原協同病院の米丸亮先生に御指導いただいたものです。また本書は克誠堂出版編集部の角田優子氏の強力な支援でようやく完成させることができました。

　多くの先輩，同僚，また家族のサポートを受けて仕事を続けることができたことを感謝しています。

2011年初秋

長坂行雄

CONTENTS

I 診察をはじめよう

まず外見から ─────────────────── 2
呼吸状態を診る ─────────────────── 9
バイタルサインと呼吸・循環 ──────────── 12
脱水かうっ血か？ ───────────────── 19
チアノーゼとばち指 ──────────────── 23
頸静脈怒脹 ─────────────────── 26
発汗 ────────────────────── 29
頭頸部を診る ────────────────── 31
喉（口腔内）を診る ──────────────── 34
胸部を診る ─────────────────── 37

II 症状を生理学から考える

息切れ ───────────────────── 64
咳嗽 ────────────────────── 78
喀痰 ────────────────────── 82
側臥位と低酸素 ───────────────── 91
スターリングの式 ───────────────── 94

III 症例から考える

case 1　2週間以上止まらない咳嗽 ──────── 102
case 2　ウィーズがない激しい咳嗽 ──────── 106
case 3　喘息発作の重症度を診る ───────── 109
case 4　重症肺炎で比較的徐脈 ───────── 118

case 5	息切れと微熱……肺炎か？	123
case 6	喘鳴を伴う呼吸困難	128
case 7	若い男性の急激に悪化する呼吸困難	132
case 8	風邪をこじらせて急性呼吸不全？	135
case 9	1秒量で予後が推定できます……を禁煙失敗で証明	142
case10	2時間続く胸痛	147
case11	超高齢者の呼吸困難	150

索引 —————————————————————————— 159

挿話

1	在宅酸素療法の父	3
2	頻脈の原因は？	17
3	ゆったりとした救急診療	28
4	HCAP	36
5	画像診断も大切	38
6	胸痛―本当に胸部疾患ですか？	45
7	聴診用のシャツの開発	47
8	聴診所見か数値か	51
9	ウィーズとストライダー	54
10	ゴロゴロ音とロンカイ	56
11	聴診器を当ててみよう	61
12	理論か経験か？	76
13	お風呂と飛行機と尿意	98

COLUMN

問診のコツ1	経糸と緯糸で補い合う	8
問診のコツ2	喫煙歴，職業歴，環境歴を聴く	15
問診のコツ3	年齢と性別から予見する	22
問診のコツ4	MRCグレードを効果的に使う	40
問診のコツ5	目立った所見がない呼吸困難	48
問診のコツ6	原因と程度をとらえる	67
問診のコツ7	起坐呼吸と呼吸困難	74

I
診察を
はじめよう

診察のはじまりは患者と悩みを共有しはじめるときでもありますが，同時にどんな病気かを探る探検のはじまりでもあります。いかに正確に素早く答えにたどりつくか，また途中の危険をどうやって回避するか，大変ではあるけれども，最良の結果を楽しみに荒海に漕ぎ出すような感じです。身体所見も患者の協力のあるなしで問診と同様に大きく精度が変わります。難しい状況は多々ありますが，期待を込めて気持ちよく診療をスタートさせましょう。

I 診察をはじめよう

まず外見から

目に力はあるか

　最初は患者の様子に気をつけながら，声を掛けます．「おはようございます」でも「今日はどうですか？」や，「いかがですか？」でもいいのですが，その間に意識状態，目に力はあるか，起坐呼吸や肩で息をしていないかに気をつけます．意識状態では，興奮，不穏，見当識障害も重要ですが，再診であればいつもより機嫌が良すぎるのも，また悪いのも低酸素血症や炭酸ガス貯留の表れのことがあります．低酸素と神経障害に関しては高地生理学でよく研究されています．脳は低酸素血症に弱く，PaO_2 85 Torr ですでに暗順応が障害されます[1]．

　目に力はあるかも重要です．コロラド大学でベッドサイドでの指導を受けたルイーズ・ネット婦長からは「患者の目を見なさい．状態が一番よくわかる！」と毎日言われました．彼女が来日したときには，宮城征四郎先生のいらっしゃった沖縄県立中部病院でも，大阪で私が勤めていた近畿中央病院（現近畿中央胸部疾患センター）でも，人工呼吸器の離脱（ウィーニング）が困難だった症例が彼女によって嘘のように抜管されていきました．

　言葉は通じなくても目を見れば状態もわかるし，意思も伝わるようです．彼女が患者の目をしっかり見ながら英語で話しかけると，沖縄でも大阪でも重症患者が明るい表情で肯いたり首

を振ったりしていました。英語はまったくわからない呼吸不全の高齢者たちです。瞬時にして以心伝心とか肝胆相照らすとかいう感じでしょうか。患者の目の力を確かめようとするネット婦長の目の力が患者に勇気を与えたようです。私がトム・ペティー先生，宮城先生と1時間ほど回診してくると人工呼吸器が外れ，ニコニコしている患者がいて驚愕したものです。

挿話 ①
在宅酸素療法の父

　トレドといえばスペイン，マドリードの郊外の古都として有名です。エルグレコの絵がたくさんあり，1000年も経った古い家がそのまま使われている過去が凝縮された素敵な街です。この原稿はシカゴのオヘア空港のカウンターバーで書いています。今回の旅はスペインではなく，アメリカ，オハイオ州トレド（現地の発音はトリドです）で開かれた国際肺音学会での発表が主要な目的です。今年は「ロンカイとは何か」という発表をしました。

　昨年の学会でも使ったH.I.S.に行って「アメリカのトレド行きのチケットをください」と，昨年と同じ担当者にお願いしました。彼女は10分ほどパソコンの画面と格闘していましたが，「北米にトレドという町はございません」と言わしめたほど小さな町です。実は私もよく知らなかったのでコピーしていた高校地図を見せて旅程を決め，e-mailで切符を送ってもらいました。国際肺音学会は5年以上続けて発表している学会ですが，今回の旅行にはもう一つ大事な目的がありました。

　私は1978年から翌年にかけての冬，デンバーに留学しました。沖縄でお世話になった宮城先生のご紹介でコロラド大学のペティー先生（図1）のもとに留学したのですが，そのペティー先生が昨年（2009年）の末に亡くなられたのです。お世話になったネット婦長（当時）（図2）が看取ったのですが，彼女は私の数カ月の留学期間中，つきっきりでベッドサイドでの診療技術を教えてくれました。この本のはじまりは宮城先生の教え，コアの部分はネット婦長の教え，と言えるくらいです。ちなみに彼女はナースですが内科の講師も務め，技能を教える能力も卓越していました。その彼女が人生のパートナーでもあるペティー先生の死でひどく落ち込んでいたのでお悔や

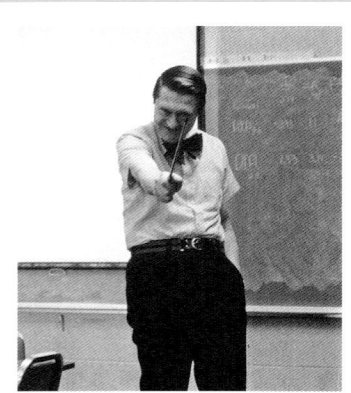

図1　トム・ペティー先生
スタッフに講義中だがポーズをとってくれた（1978年，コロラド大学，Webb-Warring Lung Instituteにて）。

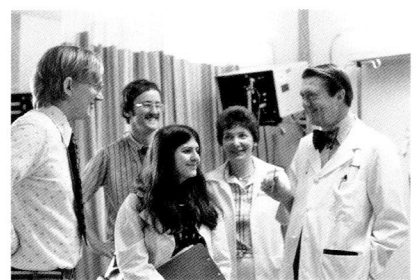

図2　ペティー先生の回診チーム
1978年，コロラド大学病院（Colorado General Hospital）のICUで。右からペティー先生，ネット婦長（呼吸器内科講師兼任），女子医学生（4年），レジデント，クリニカルフェロー。

みに行ったのです。

ペティー先生の死はランセットや呼吸器関係の医学雑誌だけでなく，ニューヨークタイムズにも追悼記事が出ました。彼の主な業績は在宅酸素療法の確立と急性呼吸促迫症候群（acute respiratory distress syndrome：ARDS）の概念と治療法の確立で，追悼記事には在宅酸素療法の父，あるいはアメリカ呼吸器臨床の父，という記載が多数みられた巨星です。

トレドに行く前に2日間デンバーに寄りました。空港にはネット婦長が迎えに来てくれて彼女の家の近くのホテルに泊まり，32年前と同じように世話をしてくれました。その頃の仲間を訪ねたり，呼吸器病，結核の研究で有名なNational Jewish Healthで毎週開かれるPulmonary Grand Round（コロラド大学関連病院全体の症例検討会）に参加して，まだ何人か残ったり戻ったりしている仲間にも会えました。ペティー先生の頃のように華やいではいませんが，ディスカッサーは見事に議論してやはりたいしたものです。コロラド大学が郊外に移転したので集まりやすい＝以前のコロラド大学病院のすぐ近くのNational Jewishに以前と同じように毎週木曜日の朝7時半から集まっているそうです。

ネット婦長との話で，ペティー先生の遺著『Adventures of an Oxy-Phile$_2$』（図3）を日本語に訳せば『酸素愛用者の挑戦第2版』，これを翻訳出版することになりました。私がデンバーに留学した1978年にはすでに数百人に在宅酸素療法が行われていました。私もその前年に沖縄の宮城先生が数十人に在宅酸素療法を開始して教えていただいていたので，この頃数人に在宅酸素療法を開始していました。日本での在宅酸素療法の保

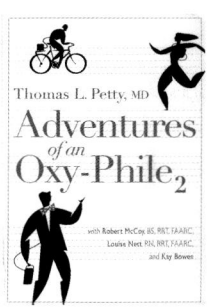

図 3　Adventures of an Oxy-Phile₂ の表紙
在宅酸素療法をしながら自転車でアメリカ横断したり，フルマラソンを楽しんだり，ロッキー山脈に登ったりと，大冒険をする患者たちの手記も満載。左下の大きな蝶ネクタイはもちろんペティー先生で晩年はご自身も在宅酸素療法を受けていた。

険適用開始は 1984 年です。これにもペティー先生が大きく関わっていました。在宅酸素療法への参入を準備していた帝人（株）がペティー先生とネット婦長を講演のために何度も日本にお呼びしてキャンペーンをしました。先生は日本の在宅酸素療法の父でもあります。

　その『Adventures of an Oxy-Phile₂』を読むと，ペティー先生はアメリカ，日本ばかりでなく，ポーランドやイタリアの酸素療法の開始にも大きな役割を果たし，在宅酸素療法をアメリカから世界に発信されたことがわかります。アメリカでも開始当初は東海岸の著名医師からずいぶん非難を浴び，「肺気腫の患者に酸素を吸わせたら CO_2 ナルコーシスを起こすから吸わせてはいけない」と言われて，大変だったようです。それでも実際に目の前の患者がどんどんよくなっていくことを励みにこの治療を普及させていったと書かれています。

　この本には患者からの寄稿もあります。『酸素愛用者の挑戦』という表題のとおり，酸素を吸いながらロッキー登山，ボストンマラソン完走と，患者たちは想像を絶するほどの大活躍をしています。もともとアスリートの人たちが在宅酸素療法をしたのではなく，障害を指摘されてから体力維持，持久力アップに目覚めたという，患者にも医療者側にも勇気を与える話です。日本医科大学の木田厚瑞先生も本邦での在宅酸素療法の発展について書かれています。2011 年には何とか日本語版を出版したいと願っています。

　ペティー先生のトレードマークは大きな蝶ネクタイですが，ほとんどがネット婦長の手作りだったそうです。ネット婦長と私も友人（当時呼吸器科のフェロー。ジョンス・ホプキンス病院でトレーニングを受けて今はデンバーで精神科を開業し主要病院のコンサルトもしている日系三世）の自宅に一緒にディナーに呼んでもらったのですが，プレゼント交換ではネット婦長からペティー先生の遺品の陶製のループタイをいただきました。蝶ネクタイの形です。私の彼女たちへのお土産はゆったりした可愛さと精緻さが素敵な陶芸作家（ふじもとふみえ：京都）の作品です。ネット婦長の表情も明るくなり，元気になったとの e-mail も後から届いてよい訪問になりました。

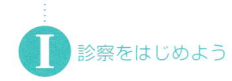

状態の良い患者は，部屋に入ったらまず医師や看護師と目を合わせます。病院では，一番重要である医療に関わる人たちとコンタクトしようと思うはずです。無関心だとすれば，状態か機嫌のいずれか（あるいは両方）が悪いと考え気を付けます。目を見れば同時に顔色や表情もわかります。また患者もしっかり目を見て話をすると安心し，コミュニケーションも容易です。ちなみに病院へ寄せられる患者からの苦情の中でも「受け持ち医がちゃんと目を見て話をしてくれない」というのが結構あります。患者の安心のためにも有用ですし，逆に患者もこちらの目を見て医療側の意欲を感じとっていると思います。勇気を与えるような目の力を持ちたいと思います。

握手とふくらはぎ

高齢者では，握手で全身状態がよくわかります。手をしっかりと握り返してくれば意欲もあるし，体力的にもよい状態だと判断できます。呼吸リハビリテーションで呼吸困難が改善した患者を対象に筋力や筋肉量を測定すると，握力の数値が最もよく状態の改善を反映しました。呼吸不全からの回復の程度や患者自身の意欲も伝わってきますし，手に籠める力でこちらの熱意を伝えることもできます（図4）。

臥床が続く患者では，ふくらはぎをそっとつかんでみます。筋肉量で普段からよく歩いていた人かどうかの見当がつきます。筋肉がふにゃっと柔らかい感じがあれば立つことも困難で，転倒の危険が大です。呼吸状態も安定し，リハビリをするとしっかりとした固さになってきます。太腿が柔らかいとふらつきやすいです。離床や退院を考えるときに大切な所見です。

まず外見から

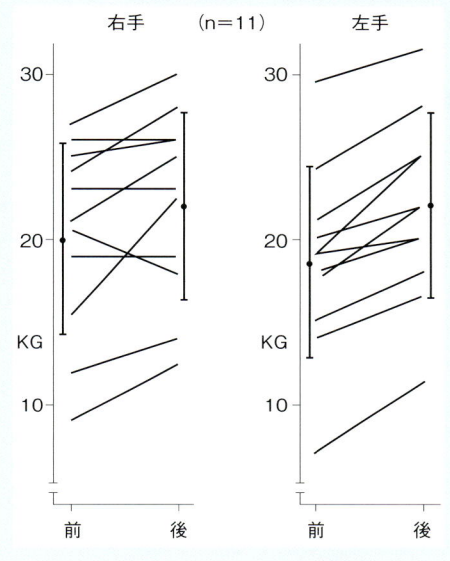

図4 リハビリテーション前後の握力の増加

痩せ型か肥満か

　痩せ型か肥満かも参考になります。労作性呼吸困難でも高齢男性で痩せていれば慢性閉塞性肺疾患（chronic obstructive pulmonary disease：COPD）が多く，太っていれば間質性肺炎や慢性の肺血栓塞栓症の可能性の方が高くなります。COPDを疑えば胸鎖乳突筋，間質性肺炎を疑えば，ばち指に注目しながら聴診をします。

　COPDでは痩せ型のピンクパッファー（チアノーゼがなく，血色はよいのだが息切れが強い：典型的な肺気腫型，pufferはほっぺたを膨らませてフーフーあえいでいる様子）とよく太ったブルーブローター（チアノーゼが強く，浮腫があるが息切れは強くない：痰が多い典型的な慢性気管支炎型，bloaterはむ

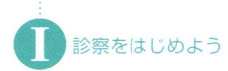

くんでいる人）がよく知られています[2]。最近では抗菌薬の普及のためか喀痰量が多くてチアノーゼ，浮腫の目立つブルーブローター型のCOPDをみることはまれです。慢性の下気道感染症が気管支周囲のシャントを作ってチアノーゼの原因になっていたのではないでしょうか。

　肺血栓塞栓症を疑えば足首を背屈させてふくらはぎの痛みを誘発するHoman's signと鼠径部から大腿静脈，大伏在静脈にかけて圧痛（深部静脈血栓症の徴候）がないかを診てみます。この所見がなければ肺血栓塞栓症の可能性は半減しますが，疑いが残れば腹腔内の悪性腫瘍の存在も調べます。

　一般に痩せた人が多い疾患，病態としては肺結核，悪性腫瘍，甲状腺機能亢進症などがあります。盗汗，咳嗽，喀痰の有無，体重減少の経過，発汗，動悸やいらいら感なども参考になります。

COLUMN

問診のコツ1　経糸と緯糸で補い合う

　問診と身体所見は経糸と緯糸のような関係です。両者をからませながら，診断へ近づけていきます。問診で気が付いたことを身体所見で確かめ，身体所見で気が付いたことを問診で確かめます。問診と身体所見は順番にこだわらずに自由に行ったり来たりするのが効率もよいし，間違いも少ない診察になります。

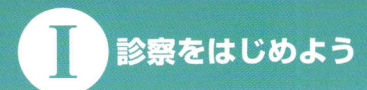

呼吸状態を診る

呼吸パターンと呼吸補助筋を診る

　患者の好む体位（楽な姿勢）は呼吸を考えるうえで重要です。一般には排痰や誤嚥の防止などで必要なとき以外は患者が好む楽な体位にしておきますが，なぜその体位を好むかを考えると診療に役立ちます。

　呼吸状態は好む体位を含めて観察します。入院患者が安静時にギャジベッドの背中を起こしていれば，一見楽そうにみえても起坐呼吸（orthopnea）の可能性が高い。夜間に咳や呼吸困難によって目が覚め，起き上がると楽になる場合は喘鳴を自覚してもしなくても起坐呼吸と同じで，喘息や心不全状態を疑います。心不全と喘息の治療は共通点も多く，起坐呼吸の認識は治療にも直結します。肺炎や胸水貯留でも起坐呼吸になることがありますが，発熱や胸痛などほかの症状や所見で区別できます。労作性呼吸困難は別の項で述べます。

　起坐呼吸以外の体位と呼吸困難との関係では，側臥位を好む場合（片側臥呼吸：トレポプネア：trepopnea）と平らな臥位を好む場合（扁平呼吸；プラチプネア：platypnea）があります。トレポプネアは考え方が少し複雑なので「II章 症状を生理学から考える」をご覧ください。プラチプネアは大量の胸水，腹水や肺，心での右左シャントでみられますが，筋力の低下した高齢者や腰痛で起き上がりにくい患者との区別もつきに

くいのであまり注目しません。大量の胸水，腹水や右左シャントがあればプラチプネアが観察されなくてもほかの所見や検査で診断は容易です。

　呼吸状態が悪い重症患者では下顎呼吸，鼻翼呼吸に注意します。多くは終末期にみられます。下顎呼吸では下顎が吸気時に下方から前方へ動き，呼気時に上方へ緩やかに動きます。斜角筋や胸鎖乳突筋などの呼吸補助筋の運動が大きくなることによります。鼻翼呼吸は吸気時にこれも呼吸補助筋の収縮とともに鼻翼が外側に広がります。下顎呼吸ほどではありませんが呼吸状態が悪いときにみられます。健常人でも激しい運動で，小児では情動で鼻翼呼吸がみられますが，重症患者でみられる場合の予後は重篤です。治療が奏功しなければ鼻翼呼吸→下顎呼吸→呼吸停止が早ければ数時間，長くて数日以内に起こります。このような終末期にみられる呼吸をagonal breathing（瀕死の呼吸）と呼びます。

　安静時に呼吸が速かったり（毎分20回以上），肩で息をしているのも呼吸状態が悪いと判断できます。頸部呼吸補助筋，特に胸鎖乳突筋が発達（図5）していれば，COPDで1秒量＜1lと判断できます[3]。COPDでは平坦になった横隔膜が吸気に働きにくく肺を下方に引き伸ばすことができません。そこで肺を

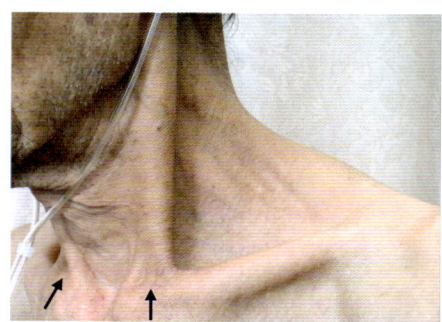

胸鎖乳突筋の胸骨の付着部と鎖骨の付着部の間の窪み（→）は右側の方に陰ができ目立つ。左の鎖骨上窩では皮下脂肪が薄いために斜角筋群も形が見える。

図5　胸鎖乳突筋の発達

吸気時に上方に広げる頸部の呼吸補助筋，特に胸鎖乳突筋の発達が目立ちます。

　肺線維症では肺が固くなって肺活量が低下しても横隔膜は平坦になっていないので吸気筋として機能します。また頸部の呼吸補助筋も病態が進行すれば使用されますが，斜角筋を使うことが多いようで胸鎖乳突筋は目立ちません。

　同じ慢性呼吸不全でも肺の形や硬さで呼吸補助筋の使い方に差があります。肺気腫では吸気時に胸鎖乳突筋で胸郭の前部を引き上げる必要があります。一方，間質性肺炎では胸郭が吸気で下方へ強く引っ張られないように斜角筋で支える必要があります。最近注目されているCOPDに合併した間質性肺炎でも気腫が進行すれば胸鎖乳突筋の発達が目立ちます。

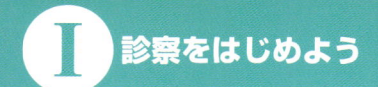

バイタルサインと呼吸・循環

脈拍数と呼吸数の関係

　正常では，脈拍は毎分60〜80回，呼吸数は12〜16回です．発熱などの場合でも，おおよそ呼吸数×5＝脈拍の関係が成り立っています．相対的に脈拍の増加が大きければ循環系，呼吸の増加が大きければ呼吸系の異常を疑います．もちろん個人差はありますが，脈拍数／呼吸数の比が4以下なら呼吸器系，6以上なら循環器系の異常が多いと考えられます．

　脈拍の増加の原因には，心肺疾患のほかに，発熱，脱水，うっ血，貧血などもあります．発熱では体温1℃の上昇で約20回／分の脈拍増加があります．この増加がなければ比較的徐脈でレジオネラやクラミジア肺炎などの非定型肺炎などが鑑別に挙がります．

　呼吸数では，毎分30回を超える頻呼吸は要注意で，特に成人で毎分40回を超える頻呼吸は危険です．毎分10回以下の呼吸数も要注意です．また不規則な呼吸は呼吸中枢の異常を意味するので急変に気をつけます．

　脈拍数と呼吸数の関係から難しい病態を推定できた症例を示します．

●症例

　78歳，男性．20年前に大動脈弁置換術を受けました．1カ

バイタルサインと呼吸・循環

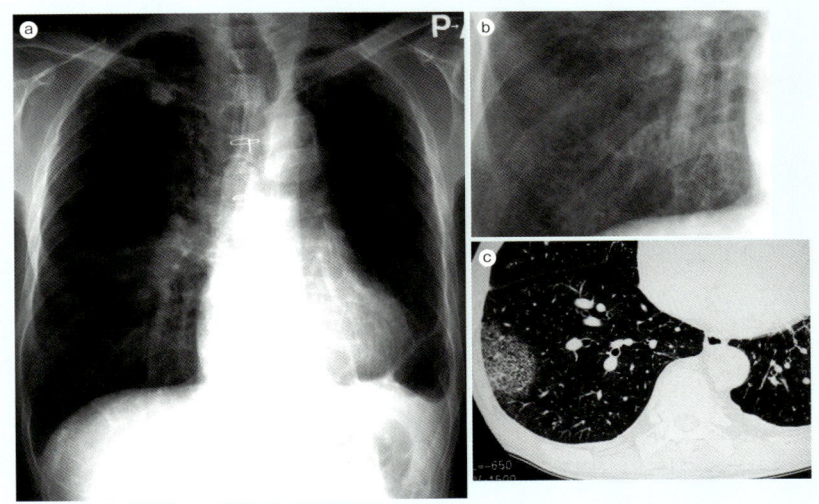

図6　肺胞出血例の胸部X線写真（a）と右下肺野の拡大（b）とCT像（c）

月前より特に誘因なく徐々に呼吸困難が悪化し受診。咳嗽，喀痰（血痰を含む），喘鳴，胸痛はありません。起坐呼吸も胸鎖乳突筋の発達も認めません。室内気で動脈血酸素飽和度は85％。心音ではギャロップや1音の強勢，雑音はなく，呼吸音にもクラックル，ウィーズなどの異常はなく，浮腫も軽度です。バイタルサインでは**脈拍74回／分，呼吸数24回／分**。胸部X線写真（**図6a, b**）では心拡大や肺うっ血はなく，ごくわずかなすりガラス陰影を認めCT（**図6c**）も確認しました。

　喫煙歴はありますが，大動脈弁置換術後から禁煙しています。大動脈弁置換後の治療も観察も循環器科で定期的に受けている穏やかな人柄の高齢者です。

　呼吸困難と低酸素血症の原因は何でしょうか。
　喫煙歴があるのでCOPDの増悪も考えられますが，胸鎖乳突筋の発達がありません。COPDとしてもあまり重症ではな

13

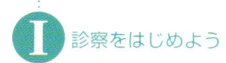

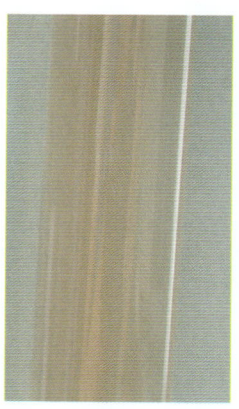

薄い血性の液が回収された。回収細胞（マクロファージ）の鉄染色も陽性である。

図7　肺胞出血例の気管支肺胞洗浄液

く，これだけの低酸素血症の説明はつきません。また，ウィーズもまったくないので喘息状態が悪化したわけでもなさそうです。胸部X線写真ですりガラス陰影があるのは何らかの肺胞の病変を示唆します。そうなると既往歴から心不全があってもおかしくない症例ですから，心不全による肺うっ血か，それとも別に肺胞を充満する何かが貯留していると考えられます。ただ聴診で異常がないので普通の肺炎や間質性肺炎ではなさそうです。

　この例では，**脈拍に比べて呼吸数が多い**ことが大きなヒントになりました。脈拍数／呼吸数 ≒ 3 です。このことから**心不全（間質性の肺水腫）よりも肺胞の広範な障害**と考えられます。弁置換の既往でワーファリン使用中であり，聴診所見に異常がなく，胸部X線写真でもわずかな異常の割に低酸素血症が高度です。クラックルが聴こえない，ということからも**びまん性肺胞出血**を考え，気管支鏡と肺胞洗浄（**図7**）で確認できました。

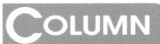

問診のコツ2　喫煙歴，職業歴，環境歴を聴く

　喫煙歴と職業歴は呼吸器疾患の社会歴で最も重要です。

　喫煙は喫煙者のCOPDや肺癌のリスクを高めるだけでなく，家族の呼吸器疾患のリスクも高めます。夫の喫煙で妻の肺癌の発症は2倍近くになります。また親の喫煙は乳幼児の気管支喘息の発症リスクを高めます。もちろん喫煙者自身のCOPDの発病も高まります。喫煙歴のないCOPDは極めてまれです。また肺癌リスクも喫煙者では非喫煙者に比べて，紙巻きタバコを1日に吸っている本数倍近く（1日20本吸えば10～20倍）に増えます。「タバコを吸わなくても肺癌になるやつはいる！」という人もいますが，喫煙するかどうかで幹線道路を赤信号で横断するか，青信号で横断するかくらいの差があるのです。

　じん肺法の改正によって典型的なじん肺（珪肺とほぼ同義語として使われます）はほとんど発症しなくなりました。珪肺は珪酸塩の吸入によって起こる肺の肉芽腫ですが，かなりの濃度を相当長期間吸入しなければ発症しません。例外的に純度の高いガラス原料のような珪酸塩の吸入で急進じん肺や肺胞蛋白症が起こります。また肺結核の合併も高率ですし，関節リウマチとの合併（Caplan症候群）もあります。

　40年近く前，私が医師になった頃に大阪，堺市の近畿中央病院（現近畿中央胸部疾患センター）で九州の炭鉱離職者のじん肺をたくさん診ました。その人たちの話を聴くと最もじん肺が多発する掘進という作業（文字どおり石炭の鉱脈を掘り進めていく最先端）現場では自分の手が見えないほどの埃の中で作業するそうです。それを20年ほど続けてじん肺が発症します。じん肺の嫌なところはある程度病変が進行する（明らかな粒状陰影が両側肺にびまん性にみられる）頃には，作業から遠ざかっても病変は進行していくことです。ここで炭鉱夫の「じん肺」と書いているのは欧米の炭鉱夫肺と少し違いがあるからです。欧米では炭鉱での石炭の層が厚いため，粉じんは主に石炭のみで病変が比較的軽い（炭鉱夫肺）のですが，日本の炭鉱では石炭の鉱脈の層が薄いため石と石炭を一緒に掘っていきます。そのため石炭より影響の大きな石の粉じんによる肺疾患，すなわち「じん肺」という形になります。

　もう一つの代表的な職業性肺疾患，石綿肺では通常の珪酸塩よりもはるかに低濃度で発症します。発症後の経過も珪肺より急速です。画像的にも通常型間質性肺炎（usual interstitial pneumonia：UIP）と似ていますし，経過も大差ありません。また肺癌の合併が多いのも特徴です。

　石綿は職業的な曝露よりもはるかに低濃度の環境曝露でも中皮腫の発症が増えるので注意が必要です。最近尼崎で石綿を扱っていた工場周囲数kmで悪性中皮腫が多発していたことが話題になり，会社側が因果関係を認めて補償に応じたというニュースもありました。このような低濃度長期曝露（通常20～30年以上）では胸膜プラーク（図8）もみられます。胸膜プラーク自体が肺機能に悪影響を及ぼしたり，その部分が中皮腫になるということはありませんが，石綿関連肺疾患を示唆する重要な所見です。胸膜プラークは石綿肺の約50％でみられます。石綿肺については文献[4]もご参照ください。

　最近では珪酸塩や石綿以外の鉱物もびまん性肺疾患の原因になることが知られています。また低濃度曝露でも気道過敏性を高め，喘息症状の原因になることもあります。鉱物だけでなく，カビや羽毛布団などのトリ抗原が過敏性肺炎の原因になることもよく知られています。喫煙歴，職業歴や粉じん曝露歴の詳細な情報の重要性はますます高くなっています。

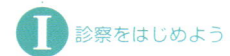

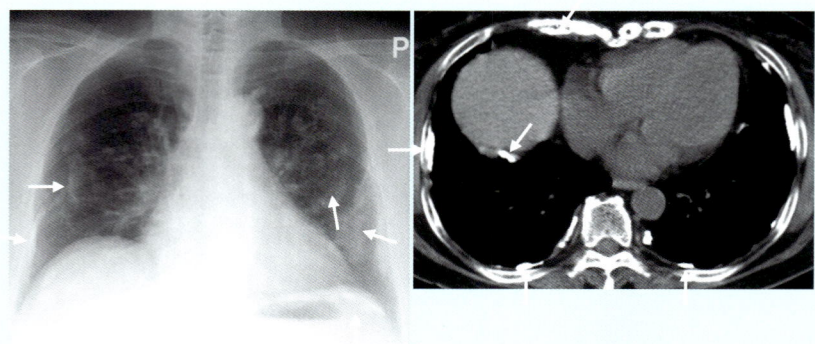

図8 胸膜プラークの胸部X線正面像とCT像
胸部X線正面像：左横隔膜下の石灰化が最もわかりやすい。よく見ると右横隔膜下にも石灰化を伴った胸膜肥厚像が見られる。さらに右肋横角上の側胸部，左もほぼ同部位の側胸部に胸膜肥厚像を認める。実は肺野の不整形の陰影も胸膜肥厚像である。肋骨や気管支や血管の走行ともまったく違う分布で肺区域や，肺葉に一致しないことがわかる。
胸部CT像：胸壁に沿って厚みの比較的均一な台形の石灰化が見られる。側胸壁に沿うばかりでなく右横隔膜の上にも石灰化が認められる。横隔膜面の胸膜石灰化で，胸部正面像で横隔膜下（実際には横隔膜の上だが頂点より下に位置するので正面像では下に見える）に認められたプラーク像である。

バイタルサインと呼吸・循環

挿話 2

頻脈の原因は？

　COPDで在宅酸素療法中の78歳の男性が息切れを主訴に入院してきました。回診の前に検温表（**図9**）をみると，発熱もないのに脈だけが100回／分前後と多いですね。喘鳴もありません。チアノーゼもなければ右心不全徴候もありません。炎症反応も陰性でした。脈拍も多いのだけれど安定しています。体温と脈拍が並行して動いているのはバイタルが安静時にしっかりと記録された証拠です。では，頻脈の原因として何が考えられますか？

　あっけないほど簡単な答えがみつかりました。Hb 6.8 g/dlの**貧血**でした。貧血の治療で脈拍と体温が検温表で重なるようになりました。

　脈拍が増えている，ということは酸素消費量が増えるか，酸素の運搬能が落ちるかのいずれかが考えられます。1℃体温が上がれば15％酸素消費量が増えると言われています。この例では体温から予測されるよりも30回／分くらい脈拍が多いので1.5℃の体温上昇，つまり38℃の発熱と同じような状態，あるいは20％強の酸素消費量の増加と同じような状態と考えることもできます。

　酸素の運搬能力はおよそHb（ヘモグロビン濃度）×SaO_2（酸素飽和度）です。Hbが正常の半分になるのも酸素飽和度が半分になるのも循環器系への負担

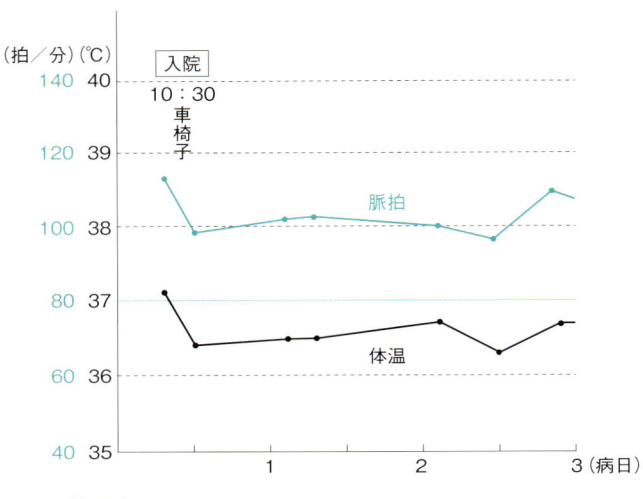

図9　検温表

は同じですね。しかし，多くの場合，酸素飽和度が80％になった方がHb7gの貧血よりもずっとひどい息切れを感じるのはなぜでしょうか。

例えばCOPDですと，呼吸筋の活動などにより安静時エネルギー消費量は基礎代謝量が20〜30％程度増加します。肺が固くなる間質性肺炎ではもっと増加するでしょう。呼吸不全の場合には単に酸素飽和度が低下するだけでなく，呼吸努力と酸素消費量の増加を伴うことが変化をより大きくする原因と考えられます。また貧血がゆっくり進行して身体的に対応しやすいという要素もあると思います。

呼吸生理学でも、息切れを感じるのは低酸素血症の程度よりも、一定の酸素消費量を確保するための呼吸努力の大きさの影響の方が強いといわれています。

頻脈の原因には甲状腺機能亢進症などの体液性因子やβ_2刺激薬やテオフィリンなどの薬剤によるものもあります。薬剤性の場合は動悸などの自覚症状が強いような印象があります。血中濃度によって脈拍の変動が急に起こったりするため異常を感じやすいのでしょう。

歩行は3メッツ（metabolic equivalents：Mets）の運動強度ですから健常者でも安静時の3倍くらいに酸素消費量が増えます。慢性呼吸不全では体動時にはさらに酸素消費量増加の程度が大きいので安静時との脈拍や呼吸数の差がさらに広がります。検温時の脈拍測定は安静にしないと病状の悪化なのか，単に歩行や排尿，排便によって一時的にバイタルに変化が出ただけかの判断がつかないので記録の価値が半減します。

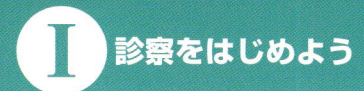 診察をはじめよう

脱水かうっ血か？

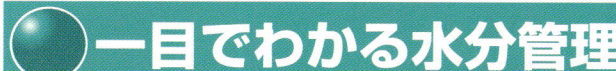

　高齢者の全身状態の把握や管理には水分管理が欠かせません。脱水では舌が乾燥（図10）し，頸静脈拍動が背臥位でも見えない，四肢の末梢が冷たい，尿量が減少するなどが重要な所見です。皮膚の脱水所見としてよく知られているハンカチーフサイン（皮膚をつまみあげると，ハンカチーフをつまみ上げたのと同じように，すぐには元に戻らない）は，高齢者では脱水がなくともみられます。

　浮腫は皮膚のしわが見えにくく，つやがよく，光って見えます（図11），指圧痕も大事ですが，皮膚の光沢に注視すると前胸部や手背など指圧痕の出にくい場所の浮腫も見落とさなくな

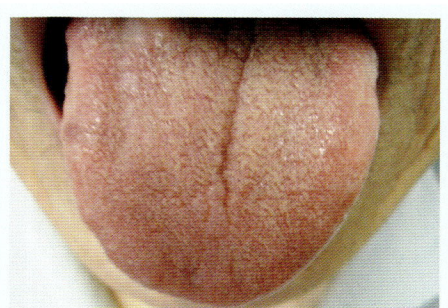

脱水のない舌。表面が粘液で濡れている。脱水があれば乾燥してカサカサした感じになる。この例では適度に濡れている（乾燥した舌は図12を参照）。

図10　舌の乾燥を診る

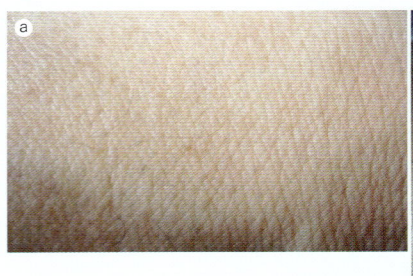
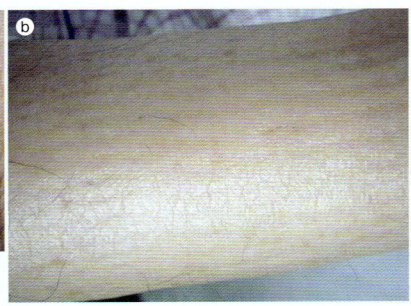

a. 浮腫のない正常な皮膚。肌理がよく見える。
b. 浮腫のある皮膚。肌理が目立たず，表面が光っている。縞のように見えるのは靴下のゴムによる圧迫痕である。

図11 浮腫：肌理の消失，光って見える

ります。指圧痕をみるときはゆっくり5秒くらい指腹でしっかり押さえます。押さえる時間が短すぎると指圧痕がはっきりしないことがあります。臥床時間が長い患者で前胸部の皮膚もテラっと光った感じがするときは前胸部にも浮腫があります。心臓より上の部分で毛細血管の静水圧（≒その部位での血圧）が低いはずの部位の浮腫ですから膠質浸透圧の低下，つまり低アルブミン血症による浮腫と考えられます。（p.94のスターリングの式参照）

　高齢者では血管内脱水と浮腫が同時にみられることもよくあります。舌は乾燥しているのに下腿に浮腫を認めたりします（図12）。このようなときに，利尿薬を使うと脱水が悪化します。肝の叩打痛や頸静脈怒脹がなければ肝，消化管など主要臓器のうっ血もないと考えられるので利尿薬は不要です。臥床の多い高齢者では多少の足背浮腫があるほうが元気です。ただし，重症の肺炎で呼吸状態が悪い場合は脱水気味の方が肺の水分量も減るので，血液ガスも改善して安全に呼吸管理できます。「高齢者では体の水分量が少し多めの方が元気なことが多く，重症例では逆に水分量が少ない方が安全」と研修医に教え

脱水かうっ血か？

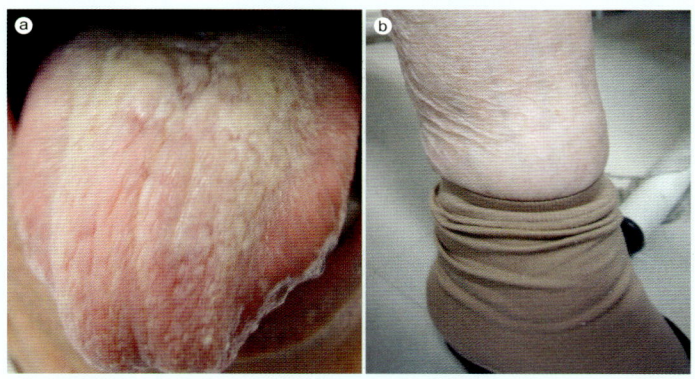

a. 舌の中央から先端にかけて皮膚のように水気がなく乾燥している。
b. 同じ例の下腿の特に下1/3は明らかな浮腫があり，靴下のゴムの部分が陥凹している。

図12　舌の乾燥と下腿浮腫が同時にある例

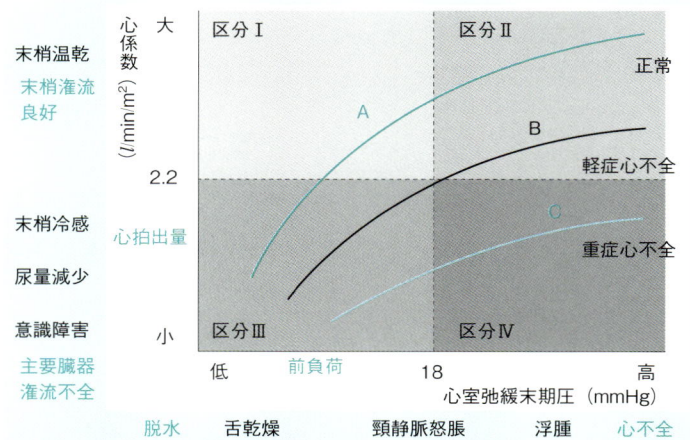

横軸は前負荷で頸静脈怒張や浮腫があれば高く，脱水があれば低い。縦軸の心拍出量は末梢が温かければ高く，冷たければ低い。末梢性チアノーゼのみられる例ではより低く，尿量減少や意識障害が加われば重度の心拍出量の低下である。

図13　スターリング曲線

ています。

このような観察から心拍出量と前負荷の関係（スターリング曲線）（図13）を身体所見で捉えられます。横軸の前負荷（preload）は，本来は拡張末期心室容積ですが，それを規定する心房圧と考えるとわかりやすくなります。頸静脈怒脹や浮腫があれば心房圧が高く，心音では1音が強勢になります。前負荷は脱水であれば低くなり，舌が乾燥します（図12a）。臥位で頸静脈拍動がまったくみられないことも脱水を示します。

スターリング曲線の縦軸は心拍出量です。臨床的には末梢が温かければ心拍出量は高いと判断できます。逆に末梢が冷たければ心拍出量は低く，末梢性チアノーゼのみられる例ではさらに低いと判断できます。そこに尿量の減少が加われば，主要臓器の灌流障害も伴う重度の心拍出量の低下で，そのうえに意識障害まで伴えば重篤な心拍出量の低下と考えられます。

このスターリング曲線はp.94のスターリングの式とは同じスターリング先生によるものですが，別の事象の説明です。

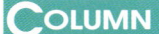

問診のコツ3　年齢と性別から予見する

　年齢と性別は診断の大きな手掛かりです。COPDは50歳以下では極めて少ない。しかし，「肺年齢」が普及し，早期診断ができるようになれば40歳代でもあまり症状がないうちに診断されるでしょう。間質性肺炎も多くの例は50歳以上です。膠原病などの原因があればもう少し若い世代でもみられます。息切れも20歳前後と若ければ気管支喘息，自然気胸が多い。40歳くらいになると副鼻腔気管支炎で喘息症状もある，という例が多くなります。肺炎はもちろん高齢者の方が多いのですが，20歳くらいでも結構あります。高齢で軽度の認知症でもあれば誤嚥性肺炎の確率が高くなります。

　男女差では，COPDは女性には少なく男性に多い（喫煙率の差が大きい）。また間質性肺炎も男性の方が多いのですがこれも喫煙に関連すると考えられます。胸膜痛があっても若ければ自然気胸が多いし，40歳以降では胸膜炎や肺血栓を考えます。

　このような予見は好ましくない，という考えもありますが"Common disease is common"です。あらかじめ頻度の高い疾患を考えておくと，少し普段と違った症状で現れても見落としが少なくなります。

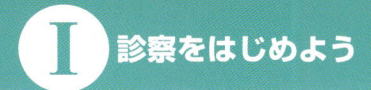

チアノーゼとばち指

指でわかること

　チアノーゼは還元ヘモグロビンの増加によって皮膚，粘膜が青色がかって見えることですが，自分の爪を患者の爪の横に置くとよくわかります（**図14**）。蛍光灯では爪が青みがかって見えたりしますが，自分の爪を横に置けば感覚的な補正ができます。貧血ではチアノーゼを認め難いので，予想したチアノーゼが見られないときはすぐに眼瞼結膜で貧血の有無を診ます。パルスオキシメータがあればすぐにわかりますが，いつも手元にあるわけではありません。これなら手ぶらでいつでも使えます。

　指尖にチアノーゼを認めたら次に中心性か，末梢性かを判断

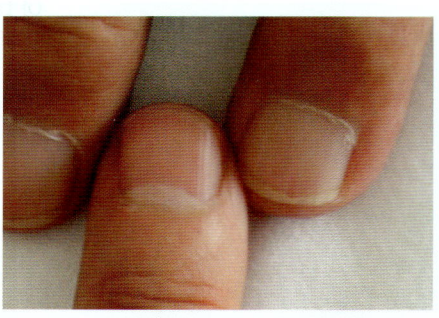

自分の爪を患者の爪と並べるとわずかな変化もわかる。手前は筆者の爪で SpO_2 は97%，横の爪の患者の SpO_2 は92%であった。

図14　爪を並べてチアノーゼを診る

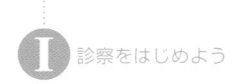

します。手が冷たければ末梢性かも知れません。循環不全を意味する末梢性チアノーゼは，指尖や四肢末梢の冷たい部分にチアノーゼを認めますが，口唇の内側の温かい部分や舌にはチアノーゼはありません。冷たくない口唇にもチアノーゼがあれば中心性チアノーゼです。中心性チアノーゼは動脈血の酸素飽和度の低下，すなわち呼吸不全を意味し，手は温かくても指尖チアノーゼがあります。

　パルスオキシメータの計測でも指先が冷たいほど実際の酸素飽和度より低い数値が出るので，特に寒い時期には注意します。冬場に表面温度計で前額と指尖で温度を比べると普通でも指先は1〜3℃くらい低いのですが，これくらいの差だとあまり指先が冷たいとは感じません。差が5℃を超えると冷たく感じ，酸素飽和度（SpO_2）も低く出ます。指を温めれば徐々に酸素飽和度も上がっていきますが，正確な数値が必要な場合は動脈血ガスで確かめます。最近ではマニキュアをしている方も多いのですが，うすい色のマニキュア程度でしたら数値に影響なく判断できます。

　チアノーゼのついでにばち指も診ておきましょう。ばち指は，爪を横から見て爪の付け根のくぼみが消失することからはじまります。それから爪の付け根が盛り上がっていきます。ただ見るだけではわかりにくいので，爪の付け根を押さえてみます。ばち指は指先の毛細血管床が発達することによって起きるので，押さえてみるとブカブカした感じになります。自分の指と比べてみるとよくわかります（図15）。ばち指は肺癌，間質性肺炎，高度の低酸素血症，肺の化膿性炎症などの呼吸器疾患のほか，肝硬変でもみられます。ファロー四徴症のような先天性チアノーゼ性心疾患でもみられますが，このときは長期間続いて線維化が起こるので，押さえても軟らかくありません。

チアノーゼとばち指

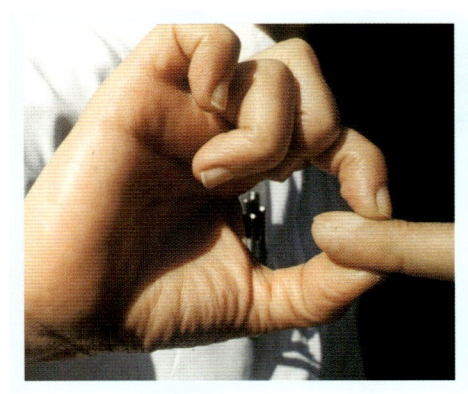

ばち指は爪床部の毛細血管の海綿状の増生によるので指で挟んで押さえてみるとブカブカした感じで柔らかい。自分の指と比較するとわかりやすい。

図 15　ばち指の診方

25

I 診察をはじめよう

頸静脈怒脹

頸静脈と心肺の関係

　頸部の下部，鎖骨の上あたりの皮膚表面で見られる拍動の多くは頸静脈拍動です（**図16**）。高齢者で動脈硬化が高度になると蛇行した頸動脈の拍動が見られることもあります。頸静脈拍動は血管の拍動が見えるというより，数cm幅くらいの皮膚全体が面として上下するように見えます。頸動脈拍動か，頸静脈拍動か区別しにくいときには，触診で頸動脈拍動の位置を確認すると判断がつきます（静脈では拍動は触れません。頸動脈と内頸静脈は伴走します。頸動脈拍動が皮膚表面から見える場合

矢印は外頸静脈。内頸静脈拍動は楕円で囲まれた辺りの皮膚全体が，心拍と同期して浮かんだり沈んだりの動きを示す。

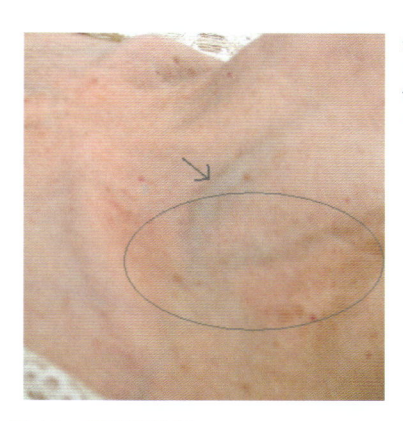

図16　頸動脈拍動

は，頸動脈が延長蛇行しているので位置がずれます）。

　心拍に伴う内頸静脈の拍動は右房圧を示し，拍動の最高点で右房圧が推定できます[5]。右房の位置（第4肋間，胸骨右縁より5cm背側）から10cm以上まで拍動が認められれば右心不全で水分量が過剰だと考えます。面倒そうですが慣れれば目測で簡単に推定できます。

　次に拍動を詳しく観察します。『Bedside Cardiology』で有名なジュール・コンスタント先生は下降脚に注目すると見やすいと教えてくれました。1音と2音の間に下降するのがx descent（心房波であるa波の下降脚）は右房拍動を示し，2音と1音の間に下降するのがy descent（心室波であるv波の下降脚）は心室拍動を反映します。正常では心房波のx descentだけが見えます。つまり1音と2音の間に下降脚（x descent）が見えれば正常です。

　頸静脈圧が上昇していれば，右心不全の可能性は高くなりますが，x descentだけが見えるときは明らかな三尖弁逆流はないと言えます。y descentも見えて1心拍が2峰性になれば小さな三尖弁逆流があります。かなり右室拡張期終末圧が高く，右心不全が進んだ状態です（心嚢液貯留，心房中隔欠損などの可能性は残ります）。2音と1音の間で下降脚が見える，つまりy descentだけが目立つようになれば大きな三尖弁逆流です。慢性呼吸不全による肺性心（右心不全）では，y descentだけ見られるような大きな三尖弁逆流はまれです。

　呼気時の外頸静脈の怒脹は胸腔内圧上昇を示します。軽度の呼気時の頸静脈怒脹はCOPDでよくみられます。強い呼吸困難を伴う高度の怒脹は緊張性気胸の可能性が高いので胸部X線撮影や，脱気など速やかな対応が必要です。

　しかし外頸静脈が少し張って見えるだけでは診断的意味はありません。外頸静脈は下顎後静脈，後耳介静脈などが合流しますが，鎖骨下静脈に合流するあたりでの折れ曲がりや筋肉との

関係で正常でも少し怒脹しているように見えることがあります。

挿話❸

ゆったりとした救急診療

　福井大学救急部総合診療部（寺沢秀一先生）の診療がゆったりしているのに驚きました。確かに3次救急は少ないのですが，ドクターもナースも患者に対してゆっくり丁寧に話しかけています。これなら患者も話しやすいし，大事な病歴を聴き逃すこともなさそうです。TVで放映されているERを見ると救急のスタッフは大声で早口で話しますし，救急の先生にはそのような印象があります。

　しかし1次救急から診るとなれば簡単な病気かと思っても，どんな重篤な疾患が隠れているかわかりません。こういう状況で慌てて診療すると大きな医療事故が発生することがある，という先生の指導はベストセラーの『研修医当直御法度』（三輪書店，2007年）に書かれています。朝のカンファレンスでも診断や処置だけでなく患者背景や紹介医との連携など話題は広範囲におよびます。診療を対患者だけでなく，常に医療システムとしても捉える姿勢も著書に書かれているとおりと感心しました。

　そうこうしている間に東尋坊で飛び込み自殺。心肺停止で搬送されてきました。やはり大声を出すスタッフはなく静かに速やかに処置が進みました。

I 診察をはじめよう

発汗

●暑いだけなのか，病的なのか？

　四肢の冷たい汗は循環不全，ショックを意味します。四肢が温かくて発汗している場合は，単に暑いだけのことも多いのですが換気不全による急性高炭酸ガス血症（炭酸ガス貯留），ウォーム・ショック（グラム陰性菌性敗血症）なども考えます。ウォーム・ショックでは血圧低下もみられ，速やかな対応が必要です。

　急性の高炭酸ガス血症では前腕を触ると温かく，じっとりと汗をかいているときと少し湿っぽい程度のときもあります。慢性呼吸不全の患者で意識もなんとなくおかしい感じがあれば，すぐに腕を触って発汗を確認し，湿っぽければすぐに羽ばたき振戦を誘発させてみます。

　羽ばたき振戦とは，腕を肩の付け根から伸展位（腕を大きく広げる）にして手首を背屈させると縦方向の振戦が誘発されることをさします（図17）。両腕を大きく羽ばたくように振戦させるというのがこの羽ばたき振戦（flapping tremor）の言葉の由来ですが，高炭酸ガス血症（換気不全）でそのように大きな振戦は，私は見たことがありません。高炭酸ガス血症では手首を背屈させるとわずかに縦方向の振戦が誘発されるのがほとんどです。この羽ばたき振戦は肝不全でみられるものと同じですが，高炭酸ガス血症の振戦の程度は軽いように思います。指

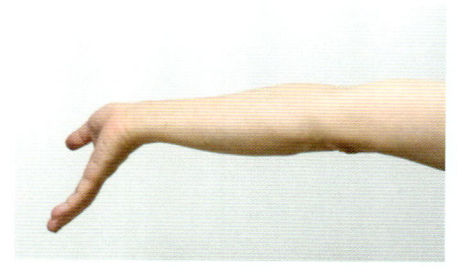

腕を伸展位にして手首を反らせる。手指の縦方向の振戦が誘発されれば陽性。この位置で10秒ほど観察する。高炭酸ガス血症では腕全体が大きく振れることはほとんどなく、手指のみの振戦がほとんどである。

図17　羽ばたき振戦の誘発

の横揺れは老人性の振戦ですから間違わないようにしましょう。

　この急性高炭酸ガス血症は，急速（数日以内）に炭酸ガス貯留を来したときにみられます。患者の安定した状態での $PaCO_2$ の基礎値から急速な上昇分が10 Torr以上で手が火照る，発汗，高血圧がみられます。15 Torr以上の上昇で羽ばたき振戦，傾眠となり，30 Torr以上の上昇ではで頭痛，縮瞳，40 Torr以上で昏睡となります。一方，慢性高炭酸ガス血症では，腎による HCO_3^-（重炭酸イオン）の代償ができ，pHが正常範囲で代償されていれば，$PaCO_2$ 自体は100 Torrまで上昇していても高炭酸ガス血症としては無症状です。

　急性の症状がなくとも発汗しやすい疾患に甲状腺機能亢進症があります。手指の振戦，甲状腺腫を診ながら，イライラ感や体重減少の有無などの問診をしていきます。疑いが残れば検査で確認します。

Ⅰ 診察をはじめよう

頭頸部を診る

全身性疾患との関連は？

　ざっと全身を診て，呼吸循環を含めた全身状態が把握できたら，もう少し丁寧に頭頸部を診てみましょう。まず，顔面，頭部では鞍鼻は一目で見当がつきます（図18）。花粉症やアレルギー性鼻炎がある例では，上顎洞や前額洞の上，つまり額や，頬というより鼻の少し横の上顎洞の圧痛があれば副鼻腔炎が疑われます。鼻炎と頭痛がある人でもこの部位に圧痛があれば副鼻腔炎が強く疑われます。ただし，圧痛がないからといって副鼻腔炎が否定できるわけではありません。圧痛がなくとも副鼻

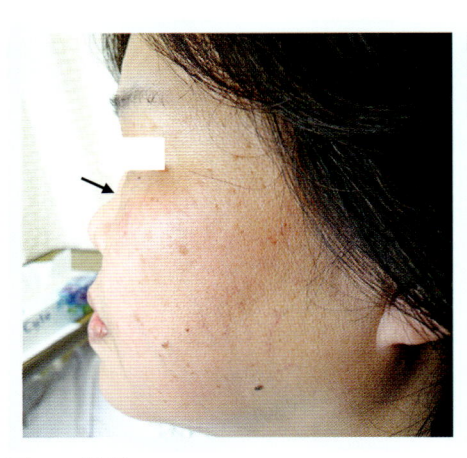

鼻背部の窪み（→）が馬の鞍のように見える。この例は再発性多発軟骨炎である。

図18　鞍鼻

31

腔のX線写真やCTで所見のある方が多いと思います。

　喘息のような症状が長引けば耳介を触ってみましょう。圧痛があれば再発性多発軟骨炎の可能性があります。胸部CTで気管支の狭窄がみつかることがありますし，MRIでは気管軟骨の腫脹がみつかることもあります。疑いが強くなれば耳介軟骨の生検で確認します。

　頸部では「呼吸状態を診る」の項（p.9）でも述べましたが，もう一度胸鎖乳突筋の発達がないか，また安静時でも吸気に胸鎖乳突筋を使っていないかを確認します。頸静脈拍動も診ておきましょう。

　頸部リンパ節は胸鎖乳突筋に沿ってみられます。私は両手の示指，中指，薬指の3本を揃え，指の腹でなでるように触診します。米粒を押しつぶしたような形と大きさで圧痛や左右差もなければ，数は多くとも問題ありません。ただ肺結核の場合このような小さなリンパ節を普通よりも多く鎖骨上窩にかけて多数触れる印象があります。活動性結核では，皮膚がカサカサしています。また胸部X線写真では特に肺尖に異常がないかにも注意します。

　頸部リンパ節は左右差，大きさ，圧痛にも気を付けて触診します。大きくて圧痛がある場合は形やほかにリンパ節がないかにも気を付けます。顎の下の顎下腺や舌下腺も触っておきます。顎下腺腫大で唾石かと思って耳鼻科に紹介したらリンパ腫と言われて驚いたこともあります。油断できません。そのまま鎖骨上窩まで連続的に触っていきます。鎖骨上窩の深いところ，鎖骨と胸鎖乳突筋の付着部の間を親指の腹を少し押し込むように押さえるとリンパ節は触りやすいのですが，はっきりリンパ節を触れなくても圧痛があれば注意します。斜角筋の痛みとも紛らわしいのですが，左右差があれば深いところに腫瘍性のリンパ節腫大がある可能性が高いと思います。

　このリンパ節が鎖骨上窩リンパ節ですが，左側の腫大は胃癌

のVirchowリンパ節腫大としてよく知られています．肺癌でも右肺と左下肺野の病変では右鎖骨上窩，左上肺野の病変では左鎖骨上窩リンパ節への転移がしばしば認められます．

　項部も同様に筋肉に沿って押さえます．そのまま上に行けば後頭部のリンパ節にも触れます．風疹や伝染性単核球症の症例を経験すれば簡単にわかるようになります．

　全身的なリンパ節腫大が疑われれば，そのまま両肘の上，上腕二頭筋と三頭筋の間にある滑車上リンパ節の触診をします．頸部リンパ節と同じように3本の指を揃えて筋肉の間の溝に沿って注意深く触ります．この部位は非特異的なリンパ節腫大が少ないので，ここでリンパ節を触れたら全身のリンパ節腫大を来す疾患（悪性リンパ腫，風疹，EBなどのウイルス感染症など）が鑑別に挙がります．リンパ節腫大があれば，胸部の診察の前に脾腫の有無を診ます．脾腫は触れるほど大きくはないことが多いので打診に気をつけます．脾腫の打診は，右側臥位で行います．骨性胸郭（肋骨）の下端を打診していき，2肋間以上の濁音界があれば脾腫を疑います．可能性があればCTで確認します．

I 診察をはじめよう

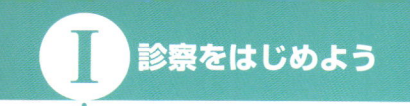

喉（口腔内）を診る

●脱水，睡眠時無呼吸，喘息との関連

　診察のときに一番よく診るのは舌です。「脱水かうっ血か？」の項（p.19）で述べたように舌の乾燥は脱水の一番わかりやすい指標です。高齢者では水もお茶もよく飲んでいますという人にも脱水はよくみられます。舌の乾燥ですが，食事や水を飲んだ直後には当然湿っていますし，口呼吸でいつも乾燥気味の人もいますから総合的に判断します。

　口腔内が不潔だったり，口臭があれば誤嚥性肺炎（肺化膿症）のリスクが高くなります。扁桃は舌に隠れて見えにくいことがあるので，舌圧子を使って発赤や膿苔の有無をしっかり診ます。光源が暗かったり一定しなかったりすると全部赤黒く見えてしまうので明るい光源を使いましょう。

　吸入ステロイドを使っている患者では口腔カンジダ症に気を付けます。頬部〜硬口蓋の粘膜に発赤と白斑，白苔を認めます。難治性の場合は白板症（ロイコプラキア），扁平苔癬の口腔内病変との鑑別も必要なので耳鼻咽喉科に相談します。ちなみに吸入ステロイドによる口腔カンジダ症はステロイド吸入後だけでなく，吸入前にもうがいをして喉を濡らしておくとよく予防できます。生乾きの粘膜にくっついた粉はうがいでは取れませんが，濡れた水の膜の上の粉は簡単に洗い流せるためです。

喉（口腔内）を診る

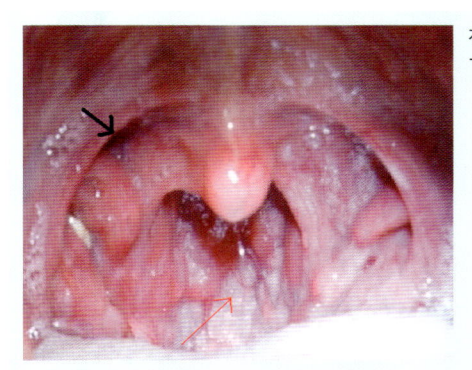

右側扁桃の軽度の腫大と一部白苔を認める。

図19　口蓋弓（黒→）から咽頭後壁（赤→）までの奥行きが目測で1.5cmくらいの例

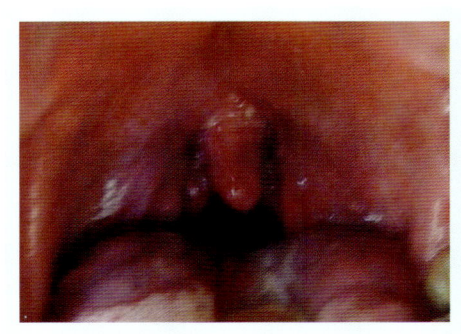

口蓋垂の両側から咽頭側壁が迫っている。右側に軽度の扁桃腫大もあるが，左右から迫っているのは咽頭側壁の粘膜下の脂肪層の肥大による。この例では口蓋弓から咽頭後壁までは2cmほどあるが鼾，睡眠時の無呼吸が指摘されている。

図20　肥満者の咽頭

　口蓋弓の位置も大事です（図19）。前口蓋弓から咽頭後壁まで，見かけですが，おおよそ1cm以下の人は鼾（いびき）をかくことが多く，高齢になるほど睡眠時無呼吸も多くなります。この喉の奥行きは生まれつきの形状によるようです。親子で見ると形というか奥行きは似ています。肥満があれば咽頭の横幅が狭くなります。これは粘膜下の脂肪組織が分厚くなり，咽頭内腔に張り出してくるためです（図20）。患者には「太ってくると浮輪と同じで首の外側だけでなく，内側にも肉は張り

35

出してくる」と説明しています。これも高度になれば鼾の原因になりますが，鼾の大半は奥行きの影響が大きいと思います。

　咽頭の後壁を診るときには後鼻漏と敷石状の隆起に注意します。後鼻漏は慢性副鼻腔炎の重要な所見です。咳嗽・喀痰の多い症例では副鼻腔気管支炎の可能性が高くなります。アレルギー性鼻炎があることも多く，気管支喘息とも密接な関係があります。咽頭後壁の敷石状の隆起は慢性炎症を示し，やはり慢性副鼻腔炎との関連が疑われます。咽頭の慢性炎症のある例では胃食道逆流症や気管支喘息の合併も多く，また咽頭が刺激されると簡単に咳が誘発されます。また「風邪をひくと咳や痰が続く」という方が多いのでこのような患者では喉の所見に特に注意しています。

挿話 4

HCAP

　最新の話題です。CAPは市中肺炎（community acquired pneumonia）でよく知られていますし，VAPは人工呼吸器関連肺炎（ventilator associated pneumonia）で院内感染肺炎の代表としてよく知られています。HCAPは比較的新しい概念です。Health care associated pneumoniaで医療ケア関連肺炎と訳されるそうです（NHCAP；医療・介護関連肺炎と同義）。定義では老人施設入所中の人とか，透析で通院中の人たちのように入院しているわけではないが，それに近い状態の人たちに発症する肺炎です。実際には80歳前後の高齢者が多く，誤嚥が半数以上を占めるのですが，病原菌に耐性菌が多いことが問題となっています。発症は市中肺炎に近い状況ですが，起炎菌では嫌気性菌に特に注意が必要です。名古屋大学呼吸器内科の進藤有一郎先生が素晴らしい研究報告をされてACCP（American College of Chest Physicians）日本部会の2010年度の優秀賞を受賞されました。世界に伍した臨床研究が日本から発信されたよい例の一つと喜んでいます。

　　文献：宮下修行. 医療ケア関連肺炎（Healthcare associated pneumonia）. Prog Med 2011；31：971-80にわかりやすく解説され，進藤先生の論文も引用されています。

I 診察をはじめよう

胸部を診る

外見と打診，触診

　ビア樽状の胸郭であれば肺気腫が疑われます。しかし，高齢者になると肺気腫はなくても胸郭は固くなって前後径も増し，さらに胸椎の圧迫骨折があったりして亀背→胸郭前後径の増大→ビア樽状胸郭になる要素が多数あります。ビア樽状の胸郭は信頼のおける所見ではありません。肺気腫にみられる心濁音界の消失も同様です。むしろ頸部と一緒に観察して，吸気で前胸部が持ち上げられるような感じなら努力呼吸くらいの判断ですませ，聴診を丁寧にした方がよいと思います。入院患者で前胸部がテラっと光った感じがすれば先に述べたように低アルブミン血症があります。

　胸郭の異常は一目でわかります。漏斗胸はかなり高度でも肺機能の障害はありません。しかし，マルファン症候群の合併があれば大動脈弁輪拡大などの合併も多いので指の長さなどにも気を付けます。実際に漏斗胸の手術は機能改善よりも患者が外見を気にするために行われています。

　鳩胸は下部胸骨が前方に突出するものです。しばしば乳幼児に重症の喘息の既往があるときにみられます。これは横隔膜付着部の下部肋骨が窪むハリソン溝も同様です。ハリソン溝はくる病で有名ですが，最近では乳幼児の重症喘息の既往を意味することの方が多いようです。鳩胸，ハリソン溝とも重症の喘息

挿話 5
画像診断も大切

　問診と身体所見は診察の根幹ですが，検査がなければどうしても診断に到達しないこともあります。ここで病歴，身体所見だけでは正しい診断は見当もつかなかった，という例を示します。

　症例は27歳，女性。独身で仕事はパートでダンスを教えています。数日前に起立性低血圧と過呼吸で近くの病院を受診し，脳CTを撮影して大丈夫だと言われて帰宅しています。初診の日は「横になると咳が出て息苦しい」と言って来診。喀痰なし。喫煙歴なし。飲酒歴なし。既往歴には10カ月ほど前に神経性胃炎がありましたが特に問題はありません。

　身体所見でも肺音を含め，特に異常は認めません。血液検査では白血球増多を認めますが，CRPは陰性。生化学にも異常は認めません。胸部X線写真（図21）では両側に少量の胸水を認めます。もちろん低蛋白血症もありません。胸部CT（図22）を撮影すると意外な所見がありました。

　豊胸術ですね。シリコンがアジュバントとなってアジュバント病と呼ばれる自己免疫疾患状態になったようです。除去は望まず，除去すれば確かに完治する保証もできないのでステロイドを投与しました。症状も胸水も消失し，プレドニゾロン10mgの隔日投与でうまくコント

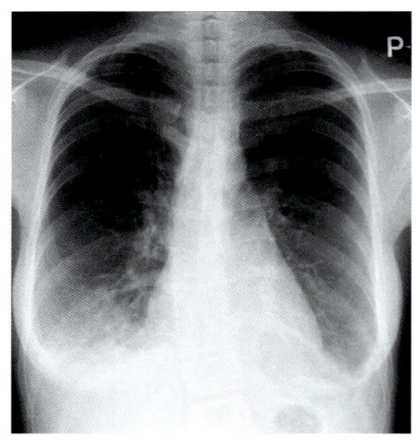

図21　アジュバント病の胸部X線写真

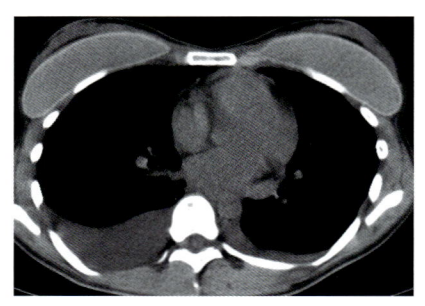

図22　アジュバント病の胸部CT
両側に右にやや多く，左に少量の胸水貯留を認める。前胸壁には豊胸術のバッグが認められる。

ロールできています。

　このように特殊な例では画像が診断の大きなきっかけになります。

によって吸気の陰圧が大きくなり横隔膜付着部が強く引っ張られて胸郭の変形を来すと考えられます。

　打診は患者の胸に中指の遠位指関節（distal interphalangeal joint：DIP）の腹側を当てて利き手の中指で垂直に叩きます。胸壁に当てる指はしっかりと押さえる感じにします。指をしっかり当てていないと打ち下ろす指の力がしっかり胸壁に伝わりません。濁音か鼓音かは耳で聞くだけでなく，胸壁に当てた指で感じるようにするとさらによくわかります。当てた指を密着させるのが大事です。打診の練習は机（スチール製でもできます）を使って下に当て木がある部位を探すと一人でも簡単に練習できます。仲間がいるなら一人が机の下に手のひらを当ててそれを打診で探すというのも有効です。

　胸水貯留が疑われたら打診や声音振盪（vocal fremitus）や触覚振盪（tactile fremitus）の減弱が貯留部位や量の判断に非常に役に立ちます。特に治療による毎日の変化をみるのに有用です。診察中に10秒くらい時間をかけてこの所見を診るだけでほぼ正確に増加，減少がわかります。

　肺はスポンジのような組織です。呼吸音は内部（主に気管支）で発生した音が胸壁に伝わって聴こえますが，正常では低音がよく伝わります。肺胞にはハイカットフィルター（高い音を伝えにくい）効果があるためです。そのために聴診器を当てて「ひとーつ」などと声を出させると，低音が強調されてぼやけて聴こえます。これが声音振盪です。手を胸壁に当てると「ひとーつ」というときに振動をはっきりと触知できます。これが触覚振盪です。自分の胸に聴診器を当てたり，手掌を当てたりすれば簡単に体験できます。私は触覚振盪の方がわかりやすいのですが，皆さんも自分のわかりやすい方法を使われたらよいと思います。

　胸水が溜まると低音の伝わりも悪くなります。これが声音振盪の減弱です。高音も低音も同じように減弱するので「ひとー

つ」は聴診器で聴いてもそのままはっきり「ひとーつ」と聴こえます。これを触覚振盪で診ると低周波の音の伝導が減弱するために胸水貯留部位では震動を触れなくなります。片側だけの胸水貯留の症例で両側に手掌を当てて試してみると驚くほど明確な差があります。入院患者の胸水の増減は打診と触覚振盪だけで簡単に経過を追うことができます。

胸痛の診方

ここでは症状から診断を考えながら診ていきます。呼吸器疾患の胸痛で注意しなければならないのは**胸膜痛**（pleuritic chest pain）かどうかです。胸膜痛は胸膜が進展するときの痛みでくしゃみ，咳嗽，深吸気で増強します。ほとんどは片側の

COLUMN

問診のコツ4　MRC グレードを効果的に使う

労作性呼吸困難の程度は British Medical Research Council（MRC）のスケールで表すのが一般的で便利です。階段，坂道だけで息切れが出る（MRC グレード1）か，平地でも人より少し遅れてしまう（MRC グレード2），100m 位歩くと（病院の中を歩くだけで）息切れする（MRC グレード3），室内の移動でも息切れする（MRC グレード4）の4段階に分類します。ちなみに激しい運動のときだけ息切れするのは MRC ではグレード0としていますので5段階ということもできます。COPD のガイドラインに出ている分類ですが間質性肺炎などの慢性呼吸器疾患にも使えます。

COPD 患者の1秒量の1年当たりの減少は，非喫煙者であれば　20〜30ml，未治療の COPD では 60〜80ml[6]，十分治療されていれば 30〜40ml です。1秒量＜1.5ℓで階段や登り坂での呼吸困難（MRC グレード1），1秒量＜1.0ℓでは平地歩行で息切れ（MRC グレード2），1秒量＜0.7ℓでは屋内歩行でも息切れする（MRC グレード4）ことが多いので，あと何年くらいでどのような症状になるのか推定もできます。1秒量は運動能力との対比や予後との関連が一番はっきりしている指標で，最近では肺年齢の基準にも使われています。

最重症の MRC グレード4でも安静にしているとまったく普通の呼吸にみえます。この場合はトイレに行ったとき何分くらいで息が楽になるかを聞くと呼吸困難の改善，悪化のよい指標になります。

痛みです。胸膜痛があれば胸膜，あるいはそれに接して病変があると考えます。肺炎でも特に胸膜に炎症が波及しやすい代表的な疾患は肺炎球菌性肺炎です。別に，胸膜炎，気胸，肺血栓でも同様の痛みがあります。また強い咳嗽の後では肋骨骨折もありえます。いずれも胸痛以外の症状と組み合わせると診断に近づきます。

■肺炎と胸膜炎

胸膜痛は，胸膜炎や肺炎で胸膜に炎症が波及したとき，気胸で胸膜に損傷があるとき，肺梗塞で胸膜の血流障害が起こったときなどにみられます。また同じように吸気で増強する痛みには，肋骨骨折や胸郭の骨，筋肉に由来するものもあります。これは後で解説します。

胸膜痛に伴って，咳嗽，悪寒戦慄に伴う発熱に褐色の痰があれば肺炎球菌性肺炎が疑われます。ただし典型的でもマイコプラズマなどとの混合感染がときどきあります。特に咳が激しい場合，40歳以下の患者ではマイコプラズマ感染の合併に注意します。

■気胸と肺血栓塞栓症

ある程度，胸水が増えれば身体所見，特に声音振盪や打診が有用です。気胸は突然胸痛がはじまり，その後呼吸困難が出てくることが多く，胸部 X 線写真で診断できます。肺血栓はほとんどの例で呼吸困難も一緒に出てきます。肺梗塞は小さな血栓が末梢に詰まる状態で血痰がよくみられます。この場合は身体所見も乏しく心音で 2 音肺動脈成分（IIp）の亢進も簡単にはわかりません。胸部 X 線写真でも所見がないことが診断のきっかけになります。心電図でも右心負荷がないこともありま

す。疑ったら速やかに造影CT検査をしましょう（p.150の症例を参照ください）。

■虚血性心疾患など

漠然とした痛みですと逆流性食道炎，狭心症などの虚血性心疾患，僧帽弁逸脱症に伴う胸痛も鑑別に挙がります。特に循環器由来の痛みは処置が遅れると重大な結果を招くので常に鑑別を考えながら診察します。胸痛の持続が長かったり，激しい痛みのときは解離性大動脈瘤，急性心筋梗塞も考えます。糖尿病の合併などがなければ狭心症などの痛みは呼吸器系に比較して持続時間が短くはっきりしています。

■胸郭，運動器の痛み

肋骨骨折のほか，胸肋関節や胸骨柄と体部の境界部の炎症もあります。胸部の骨格，運動器に由来する痛みは胸膜痛と紛らわしいこともありますが，体動時に痛んだり，漠然とした痛みが数日以上続くこともあります。胸郭は頭部や上肢などさまざまな体の動きに付随して動きますから，一定の動きで誘発されるという訴えは少ないようです。

胸痛があるときの触診は大事です。肋骨骨折や胸肋関節炎は触れば圧痛が簡単にわかります。肋骨骨折の多くは咳がひどかったが，その後胸が痛くなった，との訴えがあります。骨の強度の違いのためか女性に多いと思います。痛みがあるあたりの肋骨を押さえるとピンポイントで圧痛があります。2～3本の肋骨が比較的近い位置（第5～6肋骨の前腋窩線あたりが多い）で骨折（損傷）していることもよくみられます。介達痛は軽症例では判然としません。胸部X線写真でもわからないので触診が決め手です。肋骨骨折と診断したら痛みが強ければバ

ストバンド，さほどでもなければ「咳が出そうなときは痛むところに手のひらをしっかりと当てて上腕で押さえ込むようにしてください」と指示します。およそ2週間で問題ない程度の痛みになり，4週間でまったく気にならなくなるのが普通です。肋骨骨折は，ゴルフの練習のしすぎでも起こります。野球のバット振りでは私の経験例はありません。この差は年齢や日常の活動量などさまざまな理由があるのかと思います。

　肋骨骨折に近い痛みで，もう少し持続痛ということもあります。上胸部なら第2, 3～5肋骨の胸肋関節あるいは肋軟骨移行部に圧痛があります。発赤と腫脹があればティーツェ（Tietze）症候群になりますが，発赤腫脹のない軽い胸肋関節（肋軟骨）炎例の方が多いと感じています。いずれも比較的若い女性に多くみられます。治療は安静と対症療法です。

　下部第7, 8肋軟骨に痛みを訴え，圧痛がある例もよく経験します。多くは30歳以降で化骨した部分の痛みです。なぜか気になって触りすぎるために骨膜に炎症を起こしているようです。触らないように注意すると知らぬ間に治ります。これと同じような痛みを剣状突起で訴える例もあります。これも剣状突起に限局した圧痛があります。中年以降で男性に多い印象です。肥満などで若いころはやや内向きの剣状突起の先端が外向きになると気になるようです。触りすぎると骨膜に炎症を起こすようですが，触らないでいると治っていきます。

　モンドール（Mondor）病も前胸部に病変がある場合は痛みを訴えます。前胸部あるいは腹部の表在性静脈炎で中年女性に多く，触診では数mm幅の索状物で圧痛があります。私は1例しか経験がありません。痛みの部位が乳房にも近いことで乳癌との鑑別も重要です。また先に述べた肋骨や関節の痛みは骨腫瘍との鑑別も必要です。画像などで確認してください。

■上胸部の痛み

　何となく胸の上の方が痛んで気持ちが悪い，ほかの症状はない，という訴えがよくあります。女性に多いようです。片側のことも両側のこともあります。特に咳嗽が激しい例でよくみられます。このような例では，まず頸部の斜角筋の圧痛（図23）を診ます。鎖骨の上胸鎖乳突筋の後方をまっすぐ後ろ（背側）に向かって押さえると痛みを訴えます。ひどく痛がることも，にぶい鈍痛のこともあります。はっきりしないときは左右差をみれば患者の方から「こちらの方が痛いです」と言ってくれます。これが斜角筋の圧痛です。

　斜角筋は頸椎の横突起と第1，2肋骨の裏側（胸腔側）に付着します。肋間を押さえても前方に肋間筋があるので防御されるため，通常圧痛はありません。これらの筋は前上部の胸郭を持ち上げる動きをします。咳嗽（大きな吸気の後の激しい呼出）が繰り返されれば呼吸補助筋である斜角筋にも負荷がかかるので筋肉痛の原因になります。

　斜角筋の圧痛はまた，重いものを繰り返し持ち上げる作業でもみられます。お菓子屋さんで饅頭を浅い箱に入れて繰り返し運ぶ人，授乳中のお母さんにもみられました。赤ちゃんを片腕

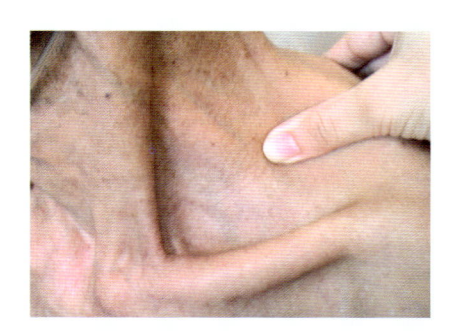

図23　斜角筋の圧痛

で抱きかかえて授乳させる動きが積み重なると斜角筋にも負担がかかるようです。

　咳嗽の激しい例でも咳嗽時に痛むというよりも，何となく漠然と上胸部が痛む，という人が多いと思います。呼吸補助筋と呼ばれていますが，腕を挙げる，物を抱える，などさまざまに使われる筋肉なので特定の動きにのみ関連して痛むのではないようです。例えばハイキングやゴルフの後の脚の痛みで普通に歩いているときは何ともなくて，小走りになったり，何かの拍子で急に痛む，というのと同じです。

　このような上胸部の痛みで，肋間に圧痛がある例は少数です。肋間筋にも痛みがあるのは上部胸郭をより大きく動かす動きの繰り返しがあることが多いので家事や仕事中の動作を聴いてみましょう。また肋間の痛みは肋骨の痛みと紛らわしいので，肋骨と肋間の区別に注意して触診しましょう。

挿話 ⑥

胸痛―本当に胸部疾患ですか？

　福井大学救急部総合診療部の寺沢秀一先生にお願いして総合診療の勉強に行きました。呼吸器疾患以外のたくさんの疾患を診たり話を聴いたりして，今まで気が付かなかったことが見えてきました。左胸痛（季肋部に近い）で来た高齢女性，肺炎を疑って胸部X線写真を見ても所見なし。炎症反応はある。原因がわからないのでCTを撮影すると虫垂炎が発見された。えーっと思って腹部の診察を丁寧に行ったがやはり所見はない，という例もあるそうです。「画像以外では診断できない」ということです。

　今日も嘔吐した後で悪寒戦慄があり，背部痛があったので誤嚥性肺炎を疑って腹部も気になるので胸部から骨盤までのCTを撮影したがまったく異常なし。炎症反応はあり尿中にも白血球の軽度の増加はあるが，そこまでの炎症反応の説明はつかない。現時点では診断不明……という例も来たりして，これは画像でも診断がつかない。新しい体験はいつも刺激的で興味深いと思います。

Ⅰ 診察をはじめよう

　この斜角筋の痛みには消炎鎮痛薬の塗布もある程度は効きます。しかし，大半は激しい痛みではなく，何で痛いのか不安だという例なので説明すれば投薬は要らないという人が多いようです。

聴診

■ 聴診の仕方

　聴診は簡便で情報量の多い診察手技ですが，用語の使い方が統一されていないために臨床現場で十分使いこなされていないと思います。最初に簡単に聴診の順序を説明してから肺音（呼吸音とは少し使い方が違います）の最近まとめられた使い方と意義を説明します。

　肺音は心音と比べると高調なので聴診器は膜（ダイアフラム）をしっかり当てて聴きます。乾燥肌などで膜と皮膚との擦れ音がクラックル（水泡音，湿性ラ音とほぼ同義）と紛らわしいときにはベルの部分をしっかりと押しつけて聴くようにすると皮膚との擦れ音は排除できます。心音は低調の音が多く，特に過剰心音（3音，4音）は低音なのでこれを聴くときはベルを少しゆるく当てます。聴診器を持つ手に振動を感じることもあります。

　私は前胸部から聴診をはじめ，最初に心音を聴きます。心不全かどうかで肺音の評価が大きく変わってくるからです。例えば気管支音が広範に聴こえて喘息の発作のはじまりかと思ったら肺うっ血のはじまりだった，ということもありました。まず聴診器を第3か第4肋間胸骨左縁（ⅢLかⅣL）に当てて，1音の強勢など心不全らしくないかを確認します。ギャロップのような過剰心音がある頻脈は心不全があると考えます。心雑音

挿話 7
聴診用のシャツの開発

　聴診は肺の病変，病態をリアルタイムで示す簡便で有用な手技です。しかし，肌に直接聴診器を当てることには羞恥心，プライバシーなどが心理的な障壁となることがあります。一方，従来の市販シャツの上から聴診器を当てると，皮膚，シャツ，聴診器の間の擦れ雑音が発生するだけでなく，呼吸音も減弱するなど正確な聴診は困難でした（下着の材質によっては聴診器の当て方を工夫すればある程度は聴こえますが，確かに肺音も心音も聴きづらい）。

　特に健診のように不特定多数を対象として聴診するときには下着を外しても，あるいは着たままでもトラブルの原因になることがあります。脱衣は心理的な障壁があるだけでなく，時間もかかります。シャツを着たままふつうに聴診できれば検診や診察をする医師も，受診者側もずっと少ないストレスで診察を済ますことができるはずです。

　こんな雑談を10年ほど前，帝人（株）の在宅医療チームの少し年配社員の方々としていました。彼らは入社当時，繊維事業の仕事をしていたので繊維に関してもかなりの知識をもっていました。彼らの「案外できるかもしれないから担当部署に話してみます」という一声で，この研究開発ははじまりました。素材の物性を専門とする方に「シャツを着たままだと音の減弱，また聴診器と下着，下着と皮膚の摩擦音が問題になる」と話すと，適当な素材を数種類持ってきてくれました。布にしたときの伝音性の良さと，あらゆる方向にこすったときの摩擦抵抗の少ないことが選択のポイントです。2種類の素材（見た目にはわからないが起毛か起毛でないかの違い）に絞り込み，それをシャツに加工しました。織物に見えますが，繊維屋さんは必ず「編み物です」と訂正されます。最終的には起毛の素材を採用しました。

　このシャツで聴診所見を検討しました。新素材のシャツは市販のシャツや女性用の下着と比べると，擦れ音も少なく，音の減弱もわずかで十分実用的になりました。大学などの健診では聴打診の時間が半減したと評価していただき，2010年に「サウンドスルー」という商品名で市販が開始されました。また経済産業省が所管するわが国の先端技術の展示場である「先端技術館＠ TEPIA」に展示されました。皆様のお役に立つ機会があることを願っています。

は頻拍があると聴きにくいのですが、頻拍自体が心不全の可能性を考えさせます。

　もともと心疾患が明らかでない患者で、比較的多い心雑音は僧帽弁閉鎖不全（収縮期雑音で心尖部から腋窩に向かってよく聴こえる），三尖弁閉鎖不全（収縮期雑音で胸骨左縁に強く吸気で増強する），大動脈弁狭窄（収縮期の駆出性雑音で頸部に放散する）があります。僧帽弁閉鎖不全と三尖弁閉鎖不全は心不全に伴う弁輪の拡大によるものが多く，大動脈弁狭窄は高齢者で弁輪硬化によるものが目立ちますが重症例は少ない。この程度まで聴いておけば大きな間違いはありません。慣れれば10秒もあればこれくらいの所見は把握できます。

　5秒ほど心音を聴いて心不全の可能性を判断し，そのまま肺音を聴きます。肺炎が疑われればクラックル，喘息状態が疑われればウィーズに注意します。咳嗽のある症例では喀痰貯留音（ロンカイあるいはランブル）も重要です。胸部の聴診は特に女性では気を使いますが，「ここに痰が溜まっていますね」とか，所見を解説しながら聴診すると若い女性でも安心するようです。嫌がらないのでしっかり聴けます。

　聴診部位は普通は前胸部で4カ所，背面でも4～6カ所くらいにしています。ただし，右の胸膜痛（吸気など胸膜の伸展時に痛みが増強）があり，肺炎が疑われるなどのときは丁寧に何カ所も聴くようにしています。また間質性肺炎ではクラックル

COLUMN

問診のコツ5　目立った所見がない呼吸困難

　労作性呼吸困難を訴えて，身体所見や胸部X線写真でも目立った所見がない場合は慢性肺血栓塞栓症や肺高血圧などの肺血管疾患にも気を付けます。高度になれば心音でIIpの亢進，下部胸骨が右室収縮で持ち上がる，三尖弁逆流雑音などでわかりますが，軽症ではわかりにくいことも多く見逃しやすい疾患です。血管炎や膠原病も原因として考慮します。このほかに貧血や心不全も労作性呼吸困難の原因になるので気を付けておきます。

の広がりと病盛が相関することも多いので肺底部からどのあたりまで聴こえるかがわかるように聴いていきます（**図24**）。

■肺音（呼吸音）の表記と意味

　肺音の標準的な表記（**図25**）の国際的な提案[7]がされてから20年以上が経ちましたが普及していません。文字で表した音の性質が読み手の受け取り方でずいぶん違って解釈されるのも原因の一つです。ここでは，その後の肺音研究の進歩も含めて，最近，肺音研究会で提案している肺音の表記とそれぞれの音の臨床的な意味を解説します。

　肺音は正常でも聴かれる呼吸音と異常を示す副雑音に大別されます。呼吸音は肺音全体を表すこともありますが，用語的には肺胞音と気管支音，気管支肺胞音を指します。副雑音の大半はラ音です。副雑音には別に摩擦音なども含まれます。

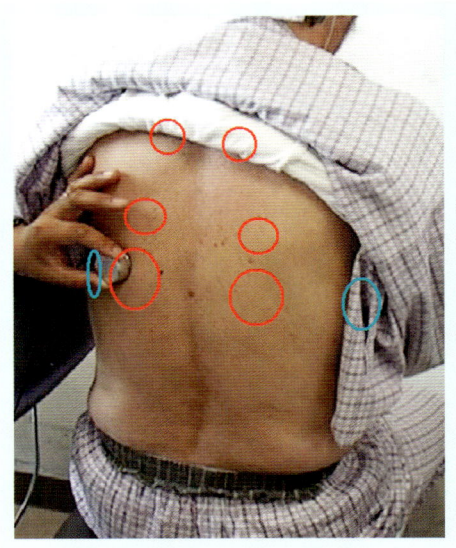

赤丸の位置のように，上の方から左右対称に聴いていく。まず肩甲骨の内側，それから肩甲骨の下の辺りで少し横に広げる。下肺野は少し太った人や，間質性肺炎で肺の縮小がある人ではこの赤丸の位置となる。痩せた人やCOPD患者ではもっと低い位置まで聴こえる。青丸は石綿曝露が疑われる場合，肺底部よりもクラックルが聴こえる確率が高い部分（腋窩下部）。

図24　背部の聴診器を当てる位置

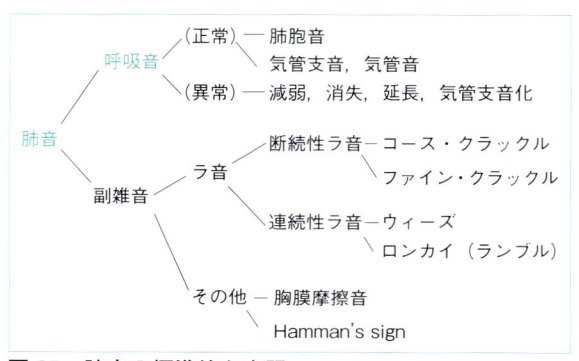

```
            ┌(正常)─ 肺胞音
      呼吸音 ┤        気管支音, 気管音
            └(異常)─ 減弱, 消失, 延長, 気管支音化
肺音 ┤
            ┌ ラ音 ┬ 断続性ラ音 ─ コース・クラックル
            │     │              ファイン・クラックル
      副雑音┤     └ 連続性ラ音 ─ ウィーズ
            │                    ロンカイ（ランブル）
            └ その他 ─ 胸膜摩擦音
                      Hamman's sign
```

図 25　肺音の標準的な表記
(三上理一郎. 肺の聴診に関する国際シンポジウム. 1985 より一部改変引用)

　慶應大学の呼吸器グループによって製作された聴診トレーニングのための CD[8] は音質もよく解説も充実していて参考になります。

■肺胞音と気管支音

　正常呼吸音＝肺胞音は，吸気ははっきり聴こえますが，呼気は小さくて聴こえにくい音です。肺野の大半でこの肺胞音が聴かれれば正常です。気管支音は，呼気も吸気とほぼ同様にはっきり聴こえます[9]。気管に近い部分では正常でも聴かれます。頸部に聴診器を当てたときの気管音と同じような音です。

　気管支音が，正常では聴かれない部位で聴かれれば肺が固い（気道で発生する音の伝播が正常よりも強い），あるいは気道狭窄（気道で発生する音が正常よりも大きい）が疑われます。肺が固くなっている場合の代表は，間質性肺炎です。肺底部を中心にほぼ全肺野で気管支音が聴かれます。気道狭窄によるものでは，気管支喘息でコントロールが不十分なとき[10]（≒喘息発作の初期），肺癌や異物などを疑います。肺癌や気道異物の場合は気管支音の聴こえる部位がいつも同じになります。

■副雑音

　副雑音の肺音表記に関してわれわれが調査したところ，日本呼吸器学会雑誌だけでも100以上の異なった表記が用いられていました。肺音表記は歴史的な変遷があるうえに，日本では，英語表記との整合性や，日本語では単複を使い分けないなどの

挿話⑧ 聴診所見か数値か

　この原稿を書いているとき，盛岡市でとある会があり，恩師の宮城征四郎先生と血液ガスなど呼吸生理で高名な諏訪邦夫先生とご一緒しました。睡眠時無呼吸症候群で有名な櫻井滋先生が岩手医科大学で教室を立ち上げられたお祝いの会に呼んでいただいたのです。そこで宮城先生と諏訪先生の往年の論争の話が出ました。

　諏訪先生の論旨は「宮城先生は聴診，聴診と言うけれども，宮城先生の聴いた音と私の聴いた音は違うはずだ（違った認識になる，と言うことですね）。ところが血液ガスでPaO_2が100 Torrだと言えば誰が見ても聞いても100 Torrでまったく差がない。これが科学です！」

　さすがに東京大学から，MGH（マサチューセッツ総合病院）麻酔科とカリフォルニア大学サンディエゴの生理学教室で業績を挙げ，TOEFLでは最高点をたたき出した臨床家（昭和天皇の手術でも麻酔をかけられた）でもある大学者の論鋒は鋭く，反論は難しいところです。

　PaO_2が100 Torrでも87 Torrでも，数値は誰でも認識できることは認めます。しかし，音を聴かなければ喘息かどうかもわからないし処置も決まりません。諏訪先生の仰しゃるのは聴診でも「感覚的ではなく，科学的根拠をもて」ということでしょう。若くして『臨床心音図学―心臓の聴診と心音図法』（南山堂，1963年）の大著を著された坂本二哉先生が述べられたように「心音図ができて解析してみたら先輩の教えにも間違いはいっぱいあった」ということもあります。私も宮城先生の教えに肺音図の解析を加えたデータをこの本ではお示しして「聴診所見は聴く者によってバラバラだ！」に反論したいと思います。諏訪先生にもそのようにお伝えしました。笑って聞き流していただけたのでほっとしました。

問題があります。例えば副雑音は，英語ではwheezes（単数はwheeze），rhonchi（単数はrhonchus），crackles（単数はcrackle）のように多くの場合，複数形で表記されます。そこで後述のようなカタカナ表記が便利で実用的と考え推奨しています。

　肺音はそれぞれ特定の病態を示唆しますので大変に便利な身体所見です。その普及のためにも統一用語の早急な普及が必要です[11]。カタカナ表記は最もカルテに肺音を記載する機会の多いナースやコメディカルとの情報の共有にも有利です。

　副雑音の大半はラ音で，断続性（クラックル）と連続性（ウィーズ，ロンカイ）に大別されます。大まかに言えば，ウィーズ，ロンカイのような連続音は気道病変を示します。クラックルのような断続音は肺胞病変を表します。つまりウィーズ，ロンカイが聴かれるときは胸部X線写真では異常陰影は認められず，クラックルの場合は異常陰影が見られると予想できます。

●ウィーズとロンカイ

　連続音として聴かれる副雑音で，気道病変があることを示します。連続性ラ音は音の性質（高さ）によって，ウィーズ（wheezes：喘鳴），ロンカイ（rhonchi：低調性連続性ラ音）とします。米国呼吸器学会（American Thoracic Society：ATS）などでは300Hz以上の場合はウィーズ，それ以下はロンカイとしていますが，実際は200Hz以上の連続音であれば，多くの医師はウィーズと認識します。ゼーゼーという感じの音はウィーズ，喀痰貯留で聴かれるゴロゴロした感じの音はロンカイ（＝ランブル）と表記すればわかりやすく病態に直結する表記ができます。

　ウィーズはさらに単音性と多音性に分けられます。単音性（モノフォニック）ウィーズ（図26）は，比較的澄んだ単一周

波数の連続音で,擬音ではヒュー,キューと表現できます。喘息では比較的軽症な気道攣縮で聴かれ,$β_2$刺激薬の吸入で速やかに改善しますし,聴かれる部位も変化します[12]。一方,腫瘍や気管支結核などによる気道狭窄では常に同じ部位で聴かれますがこの違いはそれほどはっきりはしません。

　モノフォニック・ウィーズによく似た音にストライダー(stridor)があります。上気道の狭窄で聴かれる音です。一般に吸気に強く聴かれます。吸気時のみに聴かれる,と記載してある本もありますが,われわれの経験例でもわかるように(図27),呼気にも弱く聴かれます。ストライダーは音の高さがほぼ一定という特徴があります。またこの例では700Hz前後の音です。ですが,モノフォニック・ウィーズよりも幅広い周波数バンドをもっているためか少し濁った音でそんなに高い音には聴こえません。むしろ300～400Hzのモノフォニック・ウィーズの例よりも低い感じに聴こえます。

　モノフォニック・ウィーズは先に述べたように比較的澄んだ単一周波数の連続音ですが,音の高さは一定ではありません。

　多音性(ポリフォニック)ウィーズ(図28)は濁った連続

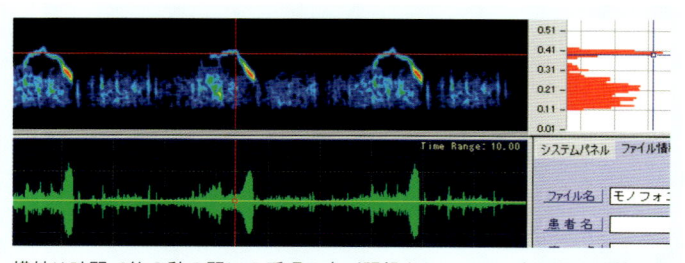

横軸は時間で約8秒の間に3呼吸の音が記録されている。上の段は縦軸が周波数で図右に赤線が交差している部分の周波数と音の強度が示される。最高400Hz程度のウィーズであることがわかる。下段は従来の解析波形で音の強さが振幅,高さは波の密度で示される。

図26　モノフォニック・ウィーズ(サウンドスペクトログラム)
(音源は文献8のCDによる)

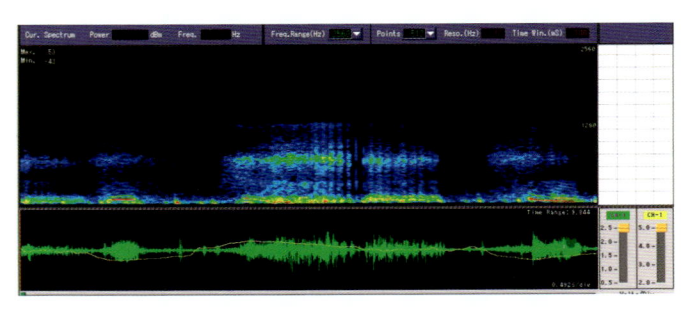

図27　ストライダー（サウンドスペクトログラム）

音で，ギューなどと表現できます．気道炎症のひどいときに聴かれ，全身的なステロイド投与が必要です[11]．

ウィーズの9割は，頸部の聴診でも聴こえます．これは上気道狭窄，声門機能異常と同じですが，上気道からのウィーズは

挿話 9

ウィーズとストライダー

ストライダーはウィーズ，ロンカイと同じ連続性副雑音の仲間です．ウィーズとロンカイの違いは単に音の高さの違いでなく，楽音（ウィーズ）と非楽音（ロンカイ）で音の性質が違います．一方，ストライダーは時間幅を拡大して肺音波形を解析する time expanded wave form analysis ではウィーズと同じ正弦波を示します．吸気に聴かれることが多く，上気道の狭窄の大事な所見です．耳で聴いただけではウィーズとの区別がつきにくいのですが，ウィーズでは音の高さ（周波数）が変動するのに対し，ストライダーでは一定の高さを保ちます．ギターでいえば弦を押さえる指の位置が変わらない，ということです．しかし，ストライダーは聴く機会も少ないので，臨床的にこの違いを捉えるのは容易ではありません．私を含め，喘息を専門とする医師でさえ喘息だと思って何カ月も治療したがよくならず，精査したら太い気道の狭窄だったということさえあります．肺音解析が一般的な診療に取り入れられれば，ウィーズとストライダーの区別ももっとわかりやすくなると思います．

末梢の肺野ではいくぶん弱く，ほとんど左右差がありません。喘息発作では広範に聴かれる場合でも左右差，部位による強弱があります[12]。

　連続性ラ音では，喀痰など気道分泌物の多いときに聴かれる低調な連続音（ドロドロ，ゴロゴロ）も重要です。ロンカイあるいはランブル（rumble）と表記しています。ランブルはゴロゴロ音という意味で，僧帽弁狭窄症のときの拡張期ランブル（輪転機様雑音と呼ばれていました）が有名ですが，肺音のロンカイ（＝ランブル）もこれと同じような低いピッチの音で，喀痰の貯留，気道分泌液が多い場合に聴かれます。人工呼吸管理には喀痰吸引やドレナージの指標となる必須の所見ですが，非発作時の喘息でも気道炎症のコントロール不良なときに気道分泌物が増えてロンカイが聴かれます。この場合，吸入ステロイド薬，抗炎症薬が足りないと判断できます。喉が詰まった感じがするという患者で喉には何も所見がない，という場合，胸部の聴診で気を付けて聴くとロンカイ（ランブル）が聴かれることがよくあります。特に肺尖部にも気を付けて聴いてみるとよくこの喀痰貯留の所見が得られます。これは知覚神経分布が気管支には乏しく，気道中枢の近くに集中するので，末梢気道の閉塞（気流通過障害）も喉元やそのすぐ下（胸骨上端の辺り）で感じることが多いためと思います。

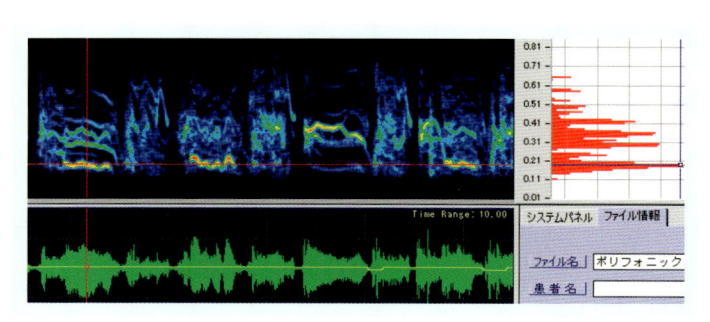

図28　ポリフォニック・ウィーズ

挿話⑩ ゴロゴロ音とロンカイ

トレドで開かれた2010年の国際肺音学会ではロンカイについて発表しました。比較的ピッチの低い（100〜150Hzくらい）連続音ですが，肺音用語として二通りに使われています。一つは単にピッチの低いウィーズ，もう一つは喀痰の貯留時などに聴かれるゴロゴロとした感じ（英語ではrattlingあるいはrumbling sound）になります。ちなみにrattlingはガラガラ蛇のrattle snakeでお馴染みですし，rumbleは昔（私が卒後研修をしていた昭和47年ころ）は珍しくなかったリウマチ性心疾患の僧帽弁狭窄症で聴かれた拡張期ランブルと同じです。やはりゴロゴロ音と訳されています。

欧米でも大半の呼吸器の教科書には，ロンカイは単にピッチの低いウィーズとして記載されています。しかし，国際肺音学会のメンバーはほぼ全員がロンカイをゴロゴロ音と理解しています。実はATSやヨーロッパ呼吸器学会（European Respiratory Society：ERS）ではこの違いをはっきり定義しておらず，残念ながら区別がつきません。

ウィーズは音の時間幅を大きく拡大して波形を解析するtime expanded wave form analysisという方法で解析してみると，よく揃ったサインカーブ（正弦波）の連続です（図29）。たとえピッチが低くとも同じ特性を示します。ウィーズのように笛を吹くようなヒューという感じの音はきれいな正弦波を示します。楽音（がくおん）とも呼ばれます。しかし，ウィーズは常に同じ周波数ではありません。むしろ音の高さが変動するのが特徴です（図30）。音源が葉気管支より末梢の呼吸運動で虚脱しやすい気管支と思われるので，呼吸に伴う実質的な（空気が通りやすい）気道の径が変動して音の高さも変動します。口笛を吹くときに唇を少し広げれば音が低く，すぼめれば音が高くなるのと同じです。

正弦波は文字どおりギターの弦をはじいたときに発生するようなきれいに揃った音です。ウィーズが正弦波のままで周波数が変動するというのは，ギター（ウクレレでもいい）の弦を押さえる（右利きならば）左手の指をスライドさせると考えていただければわかりやすい。振動する弦の長さが変わり正弦波のままで音の高さが変動します。

一方，ゴロゴロ音のロンカイは同じ解析でもきれいなサインカーブを示さず，不規則なギザギザ波形，つまり非楽音です（図31）。ちなみにこのtime expanded wave form analysisという方法は30年以上前にハーバード大学のマーフィー先生によってはじめられたもので，今でも肺音の基本的な解析方法として広く利用されています[12]。マーフィー先生は国

胸部を診る

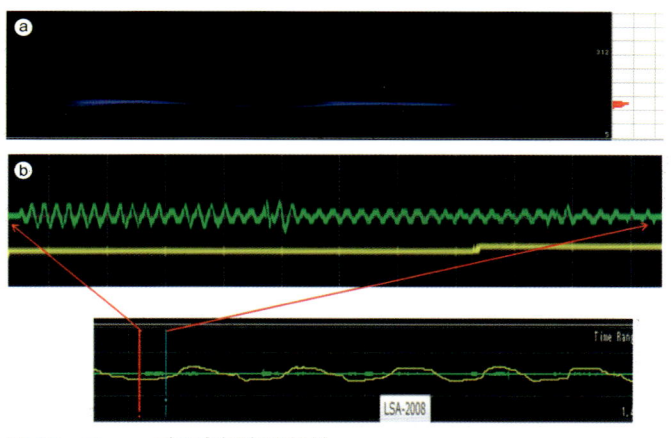

図29 ウィーズの音響学的特性
サウンドスペクトログラム（a）では横軸が時間，縦軸が音の高さで，音の強さは明るさで表す。横に緩やかなカーブを描いて伸びるのが周波の低い単音性（モノフォニック）のウィーズ。
この音を通常の呼吸音解析で示したものが（b）である。黄色の波が呼吸曲線で緑の横線よりも上が吸気，下向きが呼気。呼気の後半に雑音がある。この時間軸を横にずっと広げたものが上段（time expanded wave form analysis と言う）。きれいな正弦波になっているのがわかる。ただ波長は若干短くなったり，長くなったりして音が上下することもわかる。

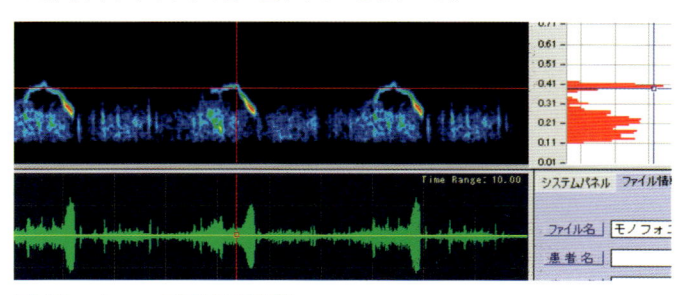

図30 ウィーズの音の変動
上段がサウンドスペクトログラムで解析した単音性（モノフォニック）ウィーズ，下段は通用の肺音図を示す。
横軸が時間，上段の縦軸は音の高さを示し，下段の縦軸は音の強さを振幅で示す。上段右端の赤で横に伸びるグラフが左図のカーソル（赤線の交叉）で示す位置での音の高さと強さを示し，410Hzにピークをもつ音であることがわかる。カーソルが当たっている点が変曲点のへの字型で音が300Hz前後から高くなっていき，410Hz程度をピークに250Hz程度まで下がっていくが，1本の線で示されるように単音の澄んだ音で「ヒュー」と表現される。ウィーズは単音性（モノフォニック）でも多音性（ポリフォニック）でも音の高さが変動するのが特徴である。

57

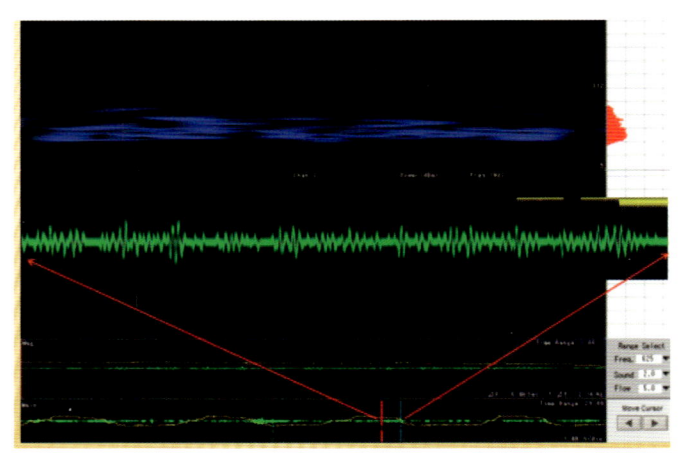

図31 非楽音：喀痰貯留を示すランブル音の解析例
上段はサウンドスペクトログラム，中段は下段の一部の時間軸を延長したtime expanded wave form analysis である。きれいなサイン波（正弦波）ではなく，不規則な波形で，サウンドスペクトログラムでもウィーズのような1本の線ではなく，この例では100～200Hz の幅で不規則な広がりをもつ音の集まりであることがわかる。

際肺音学会の創始者でトレドの学会にも元気に参加されていました。

私の発表はこの違いをサウンドスペクトログラム（図32）と time expanded wave form analysis の両方で示して，低ピッチのウィーズは軽度の気道狭窄，ロンカイの方は喀痰などの貯留を示すのだから音の性質も臨床的な意味も異なるという内容です。

では音の低いウィーズはどう記載すればよいのか？ これは単に気道狭窄の程度が違うだけですから，やはりウィーズとして「音の低い（低調）ウィーズ」あるいは単に「ウィーズ」と表現するのが適切かと思います。通常のウィーズ（250～300Hz 以上）と比べてもいくらか気道狭窄の程度が軽いだけで実質的な意味はほとんど同じだからです。

この会からロンカイとウィーズの違いについて，はっきりとした解釈をアナウンスする必要があると提案しました。全員が賛成したのですが，では実際にどうやってアナウンスするかというとホームページにアップしたらどうか，というくらいで名案がなく，今後の検討課題になりました。日本にも工藤翔二先生（前日本呼吸器学会理事長，日本医科大学名誉教授で今は結核予防会複十字病院院長。SSAS2000 という肺音計を開発されました）という素晴らしいリーダーがいるの

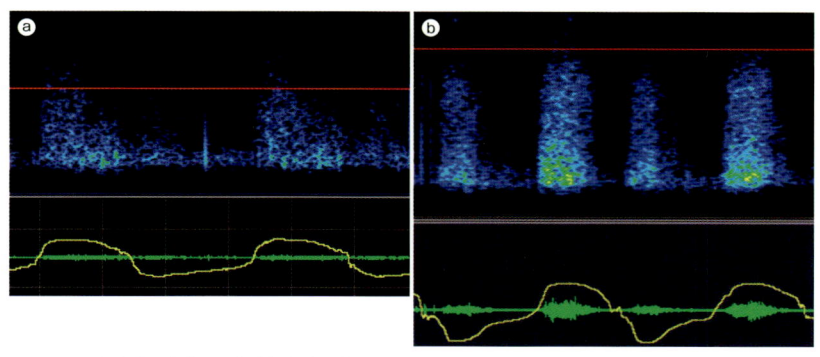

図32 肺胞音（a）と気管支音（b）のサウンドスペクトログラム
a. 肺胞音：上段がサウンドスペクトログラムで下段が肺音図と呼吸曲線。下向きが呼気，上向きが吸気を示す。吸気が明らかに山形と認識できるのに対して呼気は明らかな山形が認められず弱い音であることがわかる。上段の赤線は400Hzを示す。
b. 気管支音：吸気がやや強い音（上段では山の大きさと明るさ，下段では緑色で示す音の振幅の大きさで示す）であることがわかるが，肺胞音のように極端な差はない。上段の赤の横線は620Hzのレベルを示している。

で日本から情報発信できればもっといいと思います。

　実際にカルテに一番多く肺音の記載をするのはスタッフドクターではなくて研修医，ナース，理学療法士（physical therapist：PT）です。彼らのためにも

はっきりした定義を普及させようと思います。ちなみにこの本ではロンカイはゴロゴロ音を意味するように使いますが，読者の大半は一般的な呼吸器の教科書を読んでいると思いますので，先述のように意味をことわって使います。

●クラックル

　副雑音として聴かれる断続性（持続時間＜25msec）の破裂音をクラックルと呼びます。この音は肺胞病変があることを示します。断続性ラ音は，音の性質，聴かれるタイミングによってファイン・クラックル（従来の主な表記は fine crackles：小水泡音）とコース・クラックル（coarse crackles：大水泡音）に分けられます。

　コース・クラックルは粗い不揃いな音で，吸気のはじめから聴かれ，肺実質病変，すなわち肺炎，肺水腫を意味します。ファイン・クラックルは細かい揃った音で，吸気の終末まで聴かれ肺の間質病変，線維化を意味します。

　コースとファイン・クラックルの聴き分けは容易なこともありますが，どちらか判断に迷うような例も少なくありません。私は，音の性質よりも聴こえる範囲を参考に鑑別診断を考えます。例えば両側肺底部でクラックルが聴こえたらコースと思ってもまず間質性肺炎を疑います。

挿話 11
聴診器を当ててみよう

　数年前からPanasonic社と家庭でできる喘息モニター機器を共同で開発しています。その社の研究者から聞いた話です。肺音のモニター（マイク）を体のどこに着ければよいかを検討していたのですが，「鎖骨の上は心音がよく聴こえますね」というのです。私も今までは鎖骨を避けて聴診していましたからまったく気付いていませんでした。早速試してみるとなるほど心音がよく聴こえます。少し音は鈍いし，雑音も聴きにくいようですが，モニタリングには使える程度に聴こえます。

　これは面白いと思って肺音の研究仲間に話したら，「子供はほっぺたで喘息の音がよく聴こえますよ」といいます。なるほど大人で試してもよく聴こえます。成人では喘鳴の約90％は気管部に聴診器を当てれば聴こえますが，小児では頸部が小さいのでほっぺたの方が当てやすいそうです。ほっぺたで聴く音の性質は気管部に当てたときに近い音です。骨で音が伝わるのかと思って前額（おでこ）に聴診器を当てたのですが，こちらはほとんど聴こえません。さらに鼻に当ててみると鼻の頭と鼻翼では少し違うのですが鼻づまりの音がすごくよく聴こえます。これは訴えと所見が合わないとき，たとえば鼻声なのに「鼻閉も鼻汁もない」という人たちの症状の確認に使えそうです。自分に当てて確かめるのは簡単ですからこれからも色々とやってみたいと思います。

　最後にシャツの上から聴診器を当ててみましょう。肺音が弱くなったり，擦れ音などのノイズで聴こえにくいですね。私たちは帝人（株）と共同で着たままで聴診できるシャツを開発しました。肺音，心音の減弱もなく，ほとんどノイズなしで聴診できます[13]。サウンドスルー®として市販もされました。健診などで役に立っています。

●文献

1) Grant I, Heaton RK. Neuropsychiatric abnormalities in advanced COPD. In : Petty TL, editor. Chronic obstructive pulmonary disease, 2nd ed. New York : Marcel Dekker, 1985 : 355-73.
2) Petty TL. Definition, clinical assessment, and risk factors. In : Petty TL, editor. Chronic obstructive pulmonary disease, 2nd ed. New York : Marcel Dekker, 1985 : 1-30.
3) 宮城征四郎．ベッドサイドの呼吸器病学（2）胸部理学所見による呼吸器疾患のオリエンテーション．Medicina 1990 ; 27 : 348-50.
4) 長坂行雄．石綿（アスベスト）肺．治療学 2006 ; 40 : 1207-11.
5) Consatant J. Bedside cardiology, 2nd ed. Boston : Little Brown, 1976.
6) 秋山真親，山内広平．最近のCOPDに対する大規模薬剤介入試験．総合臨床 2011 ; 60 : 525-9.
7) Mikami R, Murao M, Cugell DW, et al. International symposium on lung sounds. Chest 1987 ; 92 : 342-5.
8) 川城丈夫，阿部 直，菊池功次，ほか．CDによる聴診トレーニング 呼吸音編．増補版．東京：南江堂，1993.
9) 長坂行雄．身体所見の取り方：呼吸器疾患編②聴診で判断する．日本医事新報 2011；4530：82-5.
10) 長坂行雄，保田昇平，家田泰浩，ほか．安定期喘息患者における肺胞音，気管支肺胞音のサウンドスペクトログラム解析．日呼吸会誌 2007；45：a325.
11) 長坂行雄．身体所見としての肺音，呼吸音：肺音解析から肺音表記の統一まで．日呼吸会誌 2008；46：s60.
12) 長坂行雄，保田昇平，家田泰浩，ほか．気管支喘息の連続性ラ音解析の試み．薬理と臨 2004；14：547-52.
13) 長坂行雄，保田昇平，家田泰浩，ほか．着たままで胸部聴診を可能にするシャツの開発．薬理と臨 2007；17：463-6.

II 症状を生理学から考える

最初からCOPD，喘息と診断がついて紹介される患者もいますが，実際は息切れがある，咳や痰が出るなどの症状で受診する患者が大半です。本章では症状からどう考えて，どう診察するか，生理学の知識を使って考えてみましょう。鑑別診断といえば普通は症状や画像などの検査所見の特徴を組み合わせて行いますが，生理学から考えると身体所見もより効果的に使えます。

II 症状を生理学から考える

息切れ

酸素と息切れ

　息切れは，酸素が末梢までうまく運べないときに自覚されます。原因別に考えてみます（息切れと呼吸努力の関係については別に述べます）。

① **酸素濃度が低い**

　これは高山などで歩いたときに自覚されますが，病気の症状としては一般的ではありません。

② **酸素をうまく取り込めない**

　換気の問題：神経筋疾患のように換気に必要な筋力がなかったり，胸郭の高度変形や広範な胸膜肥厚では換気しにくくなります。

　気道の問題：ほとんどが何らかの原因による狭窄です。上気道，下気道に分けて考えます。また，例えば喘息のように可逆性のものと，気管腫瘍のように不可逆性（固定性）のものがあります。

　肺胞の問題：肺気腫や間質性肺炎のように肺胞破壊が起こっているものが慢性の病態の主役です。肺炎のように急性の病態でも広範囲になれば息切れが出ます。しかし，発熱や咳嗽・喀痰など炎症症状が目立つ場合は息切れの鑑別は脇役です。これも過敏性肺炎や肺水腫のような可逆性の原因と肺気腫のような不可逆性の原因があります。

これまでが酸素を取り込むまでの問題．以下は取り込んでからの問題です．

③　**酸素とうまく結合できない**

ヘモグロビンが少ない（貧血）が大半ですが，異常ヘモグロビンもあります．

④　**酸素をうまく運べない**

心拍出量の低下です．まず肺循環では，肺高血圧や肺血栓症があります．体循環では，心不全と重なる部分もありますが，脱水などでもみられます．

このようにざっと考えれば息切れの鑑別も速やかに進みます．具体的な例で考えてみましょう．

慢性病態に急性病態が加わった例

■ 症例

54歳の女性です．シェーグレン症候群が指摘されていましたが口渇以外に症状はなく，ペットボトルを持ち歩く程度で過ごしていました．レストランのウェイトレスで毎年健診を受けていましたが，異常を指摘されたことはありません．ただ10年前から労作時に息切れがあり，最近数年では駅の階段でも息切れを感じるということです．咳嗽・喀痰は今回のエピソードまで自覚していません．朝方に数分間手のこわばりを感じるそうですが，関節痛や手指の変形はありません．2日前に風邪をひき，咳と膿性喀痰が多量に出て38℃の発熱と息切れの悪化もある，ということで受診しました．

喫煙歴，飲酒歴はありません．ペットは飼育せず，花粉症もありません．以前に胸部X線写真で古い結核の痕があると言われたこともあったそうですが，毎回指摘されたわけではない

ので小さなものと思われます。

　ここまでの病歴を二つに分けて考えます。まず10年間で徐々に進行してきた息切れがあります。慢性の病態です。そこに2日前からの急性の呼吸器感染症が加わりました。

　身体所見を診る前にまず，病歴から慢性の病態，基礎疾患は何であったかを考えてみます。

　普通は，徐々に進行する労作性呼吸困難の代表的な疾患であるCOPD（慢性閉塞性肺疾患）は喫煙歴がない人では否定的です……という順番で考えますが，ここでは先に述べたような生理学的な順番で考えましょう。

■生理学から考える

　大阪府内ですから，もちろん①の酸素濃度の低下はありません。

　②の酸素をうまく取り込めない換気の問題は，胸部X線写真で異常がないという場合には必ず考えておく必要があります。神経筋疾患はウェイトレスとして働いていたという職歴からは否定的です。胸部にかなりの筋力が残っていなければ料理を持って運ぶことは不可能です。ウェイトレスがトレイを持つように物を持ち上げるときに使う筋肉は胸郭を挙上させる筋肉で，呼吸筋，呼吸補助筋とも共通するからです。高度の胸膜肥厚は健診で異常を指摘されていないことから否定的です。

　気道の問題を考えます。ストライダーやウィーズがないので，上気道狭窄は否定的かと思いましたが，呼吸困難の程度は駅の階段が上りにくい（MRCのグレード2）という程度ですと上気道狭窄の可能性は残ります。下気道でも気管，主気管支など中枢気道の腫瘍などによる狭窄もあり得ます。もう少し末梢の気道狭窄では喘息が代表的です。この例のようにウィーズも咳嗽もまったくなし，呼吸困難の変動も少ない例もまれには

ありますが、花粉症などのアレルギーを思わせる疾患もないことから喘息の可能性は低いと思います。

もう少し末梢で変動も少ない気道狭窄として閉塞性気管支細気管支炎（broncho-bronchiolitis obliterans：BBO），閉塞性細気管支炎（bronchiolitis obliterans：BO）があります。関節リウマチなどの膠原病に合併します。シェーグレン症候群や若干の関節症状があることから膠原病は否定はできません。身体所見や画像でもわかりにくいので注意しておきます。広範な気道病変を来す疾患として南九州地方では成人型T細胞白血病（adult T cell leukemia：ATL）もあります。気道病変はHAB（HTLV-1 associated bronchopathy）として知られています。両親も含めた出身地は関西でATL，HABは否定的でした。ほかにももっと鑑別診断を挙げられるでしょうが，これで90％くらいはカバーできて，スタートとしては十分と思います。

肺胞での酸素取り込みの問題を起こす慢性疾患の代表はCOPDと間質性肺炎です。COPDは喫煙歴がないことから否定的です。間質性肺炎は喫煙と関連することも多いのですが，COPDほど密接な関係ではありません。また膠原病には特に

COLUMN

問診のコツ6　原因と程度をとらえる

呼吸困難ではまず急性か慢性か，発作性か労作性かを区別し，次に原因と程度を考えながら話を聴きます。急性で咳嗽や起坐呼吸があれば喘息発作か心不全の可能性が高いですし，さらに胸痛が左右いずれかにあれば気胸や肺血栓，前胸部ならば心筋梗塞を考えます。慢性で労作性ならばCOPDが多く，乾性咳嗽を伴えば間質性肺炎かもしれません。喫煙歴などを聴いて先に述べた身体所見に気を付ければ簡単に診断がつく例も多くあります。画像では胸部X線写真とCT，それに肺機能でスパイログラムに一酸化炭素拡散能を調べれば形態的，機能的にも診断できます。過敏性肺炎は問診や身体所見でも間質性肺炎との鑑別がつきにくいのですが，家のカビだけでなく，鳥との接触や羽根布団の使用についても聴いておきます。診断は比較的急性なら胸部の高分解能CT（HRCT）で特徴的な小葉中心性の陰影がよくみられます。

非特異性間質性肺炎（nonspecific interstitial pneumonitis：NSIP）という間質性肺炎の合併が多いことが知られています。胸部X線写真で異常を指摘されることも多いのですが，軽微な病変では指摘されないこともあるので否定はできません。大量の胸水貯留で肺が圧迫されて息切れの原因になることがありますが，10年にも及ぶ呼吸困難を説明することはできません。

　③の貧血は息切れを起こすくらいになれば身体所見でわかるでしょう。異常ヘモグロビンもチアノーゼでわかるはずです。

　④の酸素をうまく運べない，は肺高血圧や慢性反復性肺血栓塞栓症が慢性の病態ですし，健診でも発見されにくい疾患です。大事な鑑別になると思います。心拍出量の低下は心筋症や甲状腺疾患などによる心不全の可能性もあります。浮腫や発作性夜間呼吸困難もないので明らかな左心不全，右心不全はありませんが，身体所見で気を付けて診ましょう。

　慢性の病態の鑑別はこの時点では以上です。これに急性病態が加わったと考えます。単に鑑別が増えただけじゃないかと思われるかも知れませんが，身体所見の注意点も絞られ検査の選択も楽になり，肺炎か急性の呼吸器感染症の治療過程で答えが出せます。治療開始時の薬剤の選択も考えやすくなります。

■身体所見から考える

　病歴から考えて，注意すべき身体所見を絞り込む。

　問診で大まかな見当がついたので，絞り込んだ順に診ていきます。

　神経筋疾患は病歴から否定的でした。念のために握手をすれば握力が推定できます。眼瞼下垂も気を付ければわかります。

　上気道狭窄はまず口腔内咽頭を診ます。口腔内に異常がなくとも上気道狭窄では大きい息をさせるとストライダーが誘発さ

れます。また頸部に聴診器を当てると比較的軽度な狭窄でもストライダー（ウィーズに近い，周波数がほぼ一定な連続音）も聴取できます。甲状腺，頸部リンパ節も触診で簡単にわかります。甲状腺が気管を圧迫するほどでなくとも腫大していれば，体循環に影響する機能亢進症や低下症があるかもしれません。

　下気道に関しては，胸部の聴診で狭窄音に気をつけます。やはりウィーズがポイントです。しかし先に述べた BBO，BO では肺機能で強い閉塞性の障害（呼出障害）を示しても，ウィーズを含め聴診所見はほとんど異常がないのが特徴です。肺胞の破壊性疾患である COPD では 1 秒量が 1l 以下になると頸部の呼吸補助筋である胸鎖乳突筋の発達がみられます。COPD の可能性は低いのですが，一目でわかる所見なので一応チェックしておきます。COPD は安定期にはあまり参考になる聴診所見はありませんが，この例のように感染増悪を起こしていればウィーズが聴かれます。肺炎を合併していればその部位でクラックルが聴取されます。ただしマイコプラズマや肺炎クラミジア（クラミドフィラ）のような非定型病原体ではクラックルが聴かれないことの方が多くなります。

　肺胞に関して，この例で可能性が高そうな間質性肺炎では両側肺底部でファイン・クラックルを聴取します。これは主に通常型間質性肺炎（usual interstitial pneumonitis：UIP）の所見ですが，病変の分布がやや不規則な NSIP でもやはり肺底部に強く聴かれることが多いと思います。ただし，間質性肺炎でも 30％程度はクラックルは聴かれないので胸部の画像所見で確認しましょう。聴診したら，ついでに指先，ばち指や関節リウマチ（rheumatoid arthritis：RA）に伴う手指変形をもう一度診ておきます。このときにチアノーゼも診ます。自分の爪を患者の爪の横に置けばパルスオキシメータがなくても大丈夫です。

　次に酸素の運搬の問題です。

普通の診察順では前後しますが，貧血も眼瞼結膜でわかります。慣れればHb10g/dl程度でも眼瞼結膜が少し白っぽいと感じます。

　肺循環では，肺高血圧に気をつけます。前胸部，特に胸骨下1/3で触れる右室拍動，IIIL あるいは IVL（第3あるいは第4肋間胸骨左縁）で触れる肺動脈の拍動があれば肺高血圧の可能性が高くなります。聴診ではIIp（2音の肺動脈成分）の亢進（心尖部で明らかに2音の分裂が聴かれる）があれば肺高血圧です。三尖弁逆流音は胸骨下部左縁に強く聴かれる収縮期逆流性雑音です。肺動脈圧25〜30mmHgと比較的軽度の肺高血圧でも聴かれます。吸気に雑音が大きくなることをリベロ・カルバロ（Rivero-Carvallo）徴候と呼び，右心系の雑音であることを示します。肺動脈の逆流性雑音であるグラハム・スティール（Graham-Steell）雑音は強いIIpに引き続いて聴かれる漸減性雑音です。肺動脈圧70mmHgくらいの強い肺高血圧で聴かれます。

　体循環ではまず舌で脱水の有無を診ます。末梢，指先を触ってみて冷たければ低心拍出量を考えます。ただし冬季に高齢者を外来で診察すると，特に病的でなく指先が冷たいことがよくあります。この場合心拍出量は少ないのですが，その人にとって病的ではないと考えられます。ここで挙げた例（54歳女性）に限れば手や指先が冷たければ何らかの循環障害がある可能性が高くなります。甲状腺はすでに上気道のチェックで診ましたが簡単ですからもう一度触診で確認しましょう。

　蛇足ですが，甲状腺疾患の患者はすでに甲状腺の疾患を指摘されていることも多く（自分からは話さない人も多い），こちらが触診で甲状腺腫大を指摘してから話し出すことがあります。このような人たちは黙っていても甲状腺腫大に気が付くかどうかで私の技量をみているようにも感じます。

■鑑別診断は？

　これで診察は完了です。読めば長いのですが，慣れれば数分もかからずに大まかな鑑別診断ができています。

　簡単にまとめてみましょう。

　この症例では上気道に異常なし。筋力に異常なし。胸部では広範にクラックル，それにウィーズも少し聴取しました。ばち指なし。チアノーゼあり。ただちに酸素吸入を開始し，チアノーゼは改善しました。広範な気道および肺胞疾患が疑われます。RA の肺病変はリウマチ肺として知られていますが，間質性肺炎だけでなく多様な病態を示します。

　閉塞性細気管支炎と器質化肺炎／特発性器質化肺炎（bronciolitis obliterans organizing pneumonia/cryptogenic organizing pneumonia：BOOP/COP）も，最初に BOOP が報告されたときから RA の合併が多いことが知られています。RA ではこのような気道病変も多いのです。RA の呼吸器合併症ではほかには胸水貯留もあります。この例では息切れを来すような大量の胸水貯留は病歴からは考えにくく，身体所見でも肺音減弱はなく，広範にクラックルを聴取するので合いません。胸水貯留を身体所見で否定するには触覚震盪が一番です。両手を両胸に当てて「ひとーつ」と長く発声させると胸水貯留部位では振動を触れなくなります（触覚振盪の減弱）。

　心音には異常がなく，右室拍動や肺動脈の拍動は触れませんので肺循環の異常は否定的です。胸部 X 線写真で肺動脈の拡張がなく，心電図で右心負荷がないかもう一度確認します。血圧も異常なく，四肢末梢での部分的な冷感もないので体循環の問題はなさそうです。

　以上の所見から基礎疾患についてまとめてみると，喫煙歴もない女性でシェーグレン症候群があり，RA の可能性があります。身体所見を併せると**気道病変を伴う膠原病肺**の可能性が高

いと考えられます。

次にそこに重なった急性の病態を考えてみましょう。

まず発症2日で発熱，咳嗽・喀痰がありますから肺炎，急性気管支炎が考えられます。急性気管支炎で高熱は比較的少ないので肺炎（胸部X線平面像で異常所見がある）か，少なくとも気管支肺炎（胸部X線平面像では異常所見が明らかでない）にはなっているようです。胸痛や褐色（鉄錆色）の喀痰はないし，悪寒戦慄はないので典型的な肺炎球菌性肺炎ではないでしょう。肺炎ですと通常はクラックルの聴こえる部位が限られているのですが，この症例では広範に聴かれます。これは基礎疾患の増悪によるものでしょう。もし今回の感染だけで聴診や身体所見の大半が説明できるとすれば大変な重症ということになります。

ここで画像所見を見ます。

胸部単純X線写真ではびまん性に肺紋理の増強がみられます。明らかなエアブロンコグラムを伴った浸潤陰影，腫瘤や胸水貯留を認めません。広範な気道病変に感染を合併したのか，広範な気管支肺炎かというところです。心音にも異常はなかったし，画像でも心拡大はなく肺門の血管陰影の増強もないので，心不全や肺高血圧の増悪ではなさそうです。やはり息切れの原因は今回の悪化に関しても慢性の部分においても循環系の障害ではなさそうです（ただ間質性肺疾患が基礎疾患として認められればある程度の肺循環障害が合併することは多いので，軽度の障害まで否定できることはありません）。

これまでの病歴や画像からこの患者では広範な既存の気道疾患に感染が加わって増悪した，と考えられます。

これで検査と治療の方針は立ちます。

まず検査ですが，最初に急性疾患である肺炎の評価をします。炎症の程度をCRPと白血球でみます。白血球の分画でも

急性感染症では好中球が多く，逆に好酸球は減少します．肝機能異常は高度の肺炎でみられ，特にレジオネラ肺炎で目立ちますし，さらに低酸素血症の加わった肺性心では AST（GOT），ALT（GPT）の著しい上昇がみられます．マイコプラズマ肺炎でみられる肝機能障害は遷延しやすいので気をつけます．

　この例では CRP は 7mg/dl，白血球は 13,000/μl で明らかに炎症反応を認めますが，低酸素血症の程度から考えると炎症の程度は軽いと思います．やはり今回の悪化以前に何か基礎疾患があると思わせる所見です．

　病原菌の検索は尿中抗原が便利です．肺炎球菌抗原，レジオネラ抗原が簡単に調べられます．喀痰のグラム染色は慣れれば5分程度で起炎菌の推定ができますが，日本呼吸器学会の『成人市中肺炎診療ガイドライン』では特に推奨はしていません．実際は患者の状態や基礎疾患，発症の状況で起炎菌を推定して対応するものですが，私もルーチンの診療としては尿中抗原の検索くらいでいいと思います．ずいぶんグラム染色を自分でもしたのですが，予想外の起炎菌がわかり治療に大いに役立ったというよりも，肺炎双球菌の貪食像がはっきり見えた，という程度のことが多かったと思います．

　しかし，喀痰のグラム染色で確認すれば診療により自信ができ，感染症への理解も深まります．細菌検査室のある病院でしたら検査室で一緒に所見を見せてもらうだけでもよいのです．体験すると呼吸器感染症への理解が飛躍的に深まると思います．検体がよくないと扁平上皮が多数見られて口腔内常在菌を見ているだけということも，自分で確認すればよくわかります．

　ここまで診療が進めば，膠原病肺を中心とした気道病変を伴うびまん性の肺疾患を考え，自己抗体や関節病変をチェックします．関節病変に関しては整形外科の助けを借りてもよいでしょう．肺炎と呼吸不全の治療をしながらゆっくり診断できます．

まとめ

　日常診療のように順を追って考えてみましょう。肺炎か急性気管支炎が加わったようだが低酸素血症が強すぎるので基礎疾患の存在を考えます。基礎疾患については54歳とはいえ，喫煙歴がないので一番ありがちなCOPDは否定的です。副鼻腔気管支炎もアレルギー性鼻炎，花粉症がないので否定的。シェーグレン症候群とRAを思わせる膠原病の存在がありそうなので，合併しやすい気道疾患を考えます。ここで連想されるのはATLに関連する気道疾患，HABは本人，両親とも関西の出身で可能性は低い。これらを身体所見と検査，画像で確認しながら治療も同時にはじめます。肺炎，気管支炎などの治療で一段落する数日以内には呼吸不全も解消し，検査所見も揃って結論が出せそうです。

COLUMN

問診のコツ7　起坐呼吸と呼吸困難

　I章でも述べた起坐呼吸は横になる時間が長い夜間によくみられます。息苦しくなるというだけではなく，咳が出るということもあり，起き上がると楽になるというのがポイントです。咳嗽だけでは起坐呼吸と言えませんが，心不全や喘息発作などでみられ，程度が違うだけで同じ病態を示唆していると経験的に思っています。実際に夜間の咳嗽を訴える例では大半が喘息の治療で改善します。昼間に診察してもまったくウィーズやら心不全でもギャロップなどがはっきりしない例もあります。喘息を疑えば咳嗽，喘鳴，アレルギー性鼻炎や花粉症の症状がないかを聴きます。また，必要に応じてスパイロメトリーや胸部X線，心電図を検討します。心不全の可能性を考えれば血液検査でBNPも調べてみます。

　心不全では起坐呼吸ではなくとも夜間の尿量が増えるため何度も排尿で目が覚める，ということがあります。日中は四肢の血流を維持するために腎血流量が減り尿量も減ります。夜間は四肢に血を回す必要がないので腎血流量が増え尿量も増えるためです。夜間に2回以上排尿に起きて尿量も多いという場合には心不全を疑います。これで尿は少ししか出ないという場合は過活動性膀胱や前立腺疾患などが疑われます。

　同じく夜間に起きることが多いのは睡眠時

無呼吸症候群（sleep apnea syndrome：SAS）です。息苦しくなって目が覚める，という例もあります。しかし，本人も排尿のために目が覚めると思っていますが実は目が覚めたために排尿に起きる，という例もよくあります。鼾はほぼ全例であります。このような例で高血圧や昼間の眠気があれば睡眠モニターで確かめましょう。

・朝方の呼吸困難

昼間は何ともなくて，朝方に息苦しくなるのは喘息が多いのですが，もう少し問診で迫ってみましょう。

喘息も心不全も夜間の呼吸困難（息切れ）が多く，いずれも起坐呼吸が特徴的です。喘鳴，咳嗽も喘息の方が多いようですが心不全でもしばしばみられます。ずいぶん共通点が多いのですが，喘息では午前3時から明け方にかけて息切れや咳嗽を自覚する例が多い。これは副交感神経が優位になる時間帯であることと，薬剤を使用していても有効血中濃度を維持しにくい時間帯でもあるからです。一方，心不全では朝方にだけ息苦しくなることはまれで，寝てから数時間以内に息切れで目が覚めることが多い。これは臥位になると静脈還流が増加し，肺うっ血が悪化するためです。

朝方に息苦しくなる病気はほかにSASと異型狭心症があります。SASは男性に多いのですが，女性でも閉経後に増加し，50歳代では男女差はなくなります。ほとんどの症例で大きな鼾があり，日中の眠気，熟睡感の欠如のほか，睡眠中の窒息感を訴えることもあります。夜間に何度も目が覚めるのは先に述べたとおりです。異型狭心症はSASと合併することも多い。夜間～早朝，午前中，安静時の前胸部痛が特徴ですが，胸が押さえつけられるような息苦しさを自覚することもあります。

これらの疾患を身体所見，検査で確認すると，喘息であればウィーズを聴取することが多く，ピークフローの低下でも確認できます。また，肺機能で閉塞性の換気障害と可逆性があれば喘息が強く疑われます。治療的診断ではβ_2刺激薬（ツロブテロール）を貼付してもよいでしょう。著効すれば喘息である可能性が高い。

心不全では明らかな心拡大が認められない例もあります。しかし，肺野の血管陰影（肺紋理）の分布に注意し，正常では下肺野優位であるものが上肺野優位になっていれば心不全と考えられます。

挿話12 理論か経験か？

「経験主義的な」は英語（The New Oxford American Dictionary）では"empirical"ですから理論や純粋論理よりも経験に基づく，ということで実用的でよい意味のように思います．ところが残念なことに「特に医学やほかの科学分野で観察や経験だけに頼る人」という語義も載っています．和英辞典でみても「藪医者的な」という意味もあります．私も若いころ症例検討で「自分の経験ではこうやったで……」と教えてくれる優しい先輩に「そういうエンピリカルな考えは"藪医者的な"という意味もあるそうですよ」とからかったことを思い出します．それでもいつも温かく指導してくださったことを本当に感謝していますし，この先輩は経験だけに頼るような方ではありませんでした．

エンピリカルと同じような言葉に"anecdotal"があります．「逸話的な」という意味ですが，『ステッドマン医学大辞典』には「適切な対照を用いた標準的な検討方法による組織だった検査ではなく，個々の経験に基づいた臨床経験の報告」とこれもあまり好ましくない状況で使われます．米国でも"It's anecdotal！"とか言われるとよほど自信がないと反論しにくくなります．

ペティー先生はよく「私は診療において理論（theory）か経験（experience）かを選ぶ場合は必ず経験をとる」と言っていました．アメリカ留学中，同僚医師たちの臨床の力は玉石混交でした．信じられないほど優秀な医師（論文の数は実はあまり多くない）から，臨床の実力は？？だけれども論文はすごい医師までおり，一流ジャーナルの論文はよくできた研究成果ではあるが，必ずしも優れた臨床家によって書かれ，検討されたものではないと思っています．情報は大事だけれど，一流ジャーナルの論文でも鵜呑みにせず，自分の経験と照らして納得がいくのかという視点も大事だと考えています．

ペティー先生も仰ったように「理論を凌駕する経験」が必要ですが，そのような臨床経験は解剖学や生理学を考えてみれば，新しく提唱された理論より納得がいくものばかりです．エビデンスを個々の症例に当てはめるのではなく，適切にエビデンスを応用していくのにも病態生理と身体所見はセットで必要かと思います．

New England Journal of Medicineに成人呼吸促迫症候群（acute respiratory distress syndrome：ARDS）のレビューが出た後で日本に講演に来た著者と討論したことがあります．「ARDSの治療には病態生理から考えて水分管理が重要と思うが，なぜ記載されていないの

か？」と尋ねたのです。「そんなエビデンスはないので，書かなかった」との答えでした。その時点ではやむを得ない答えとは思いますが，数年後に見直されたレビューでは水分管理も重要となっています。エビデンスは見直されます。しかし長年の評価を経た生理学などの基礎医学は，常に安心して使えます。病態生理の理解は臨床診断の組み立ての骨格になってくれます。

　余裕のある方はぜひ新しい情報にチャレンジしてください。今年，宮城征四郎先生のもとをある検索サイト大手の日本の責任者が訪れたそうです。予想外の訪問に驚いて聞いてみると，「先生の検索アクセス数は日本一です。これに感謝して，これからは当サイトの使用料をずっと無料にいたします」とのことでした。70歳を超えた今でも毎日2時間は文献を読み続けておられます。いつも朗らかで笑ってばかりいる先生ですが若い頃と同じかそれ以上に勉強されています。とはいえ，順番が逆にならないように，宮城先生のように病態生理をきっちり理解したうえで新しい情報を利用してください。

症状を生理学から考える

咳嗽

咳嗽と気道炎症

　咳は喀痰の有無にかかわらず，気道に炎症があると考えれば原因はわかりやすくなります。例えば逆流性食道炎に慢性咳嗽が合併することがよく知られていますが，これも肉眼ではわからなくても上気道（咽頭，喉頭）に（非感染性の）炎症があるためです。同じ上気道の感染性の炎症である風邪（急性上気道炎）でも咳が出ます。ただ夜間にも咳が出るようですと喘息状態で下気道にも炎症が波及したと考えます。夜間咳嗽のある患者では聴診でも喀痰の貯留音や短いウィーズを聴取することが多くなります。

　下気道の炎症には感染性と非感染性があります。感染性の代表は急性気管支炎ですが，もちろん百日咳や肺炎クラミジア（クラミドフィラ）感染のように慢性感染を来すものもあります。非感染性の代表は気管支喘息です。喫煙者にみられる慢性気管支炎もタバコの煙の刺激による気道の慢性炎症です。気管支では気道異物も異物周辺に炎症が起これば咳が出ますが，すぐに炎症が治まって症状がなくなり健診で偶然発見されたり，閉塞性肺炎を起こしてから咳が出るようになることもあります。慢性咳嗽では気管支結核も必ず考えておくべき疾患です。

　このような気管支から細気管支まで，つまり肺胞に炎症が及ばない炎症性疾患では胸部X線写真で所見が乏しいという特

徴があります。ただ CT で見ると気管支周囲の 2 次小葉に淡い浸潤影があったり，気管支結核では気道壁の不整が見られたりします。気道を注意深く見ると再発性多発軟骨炎などの珍しい非感染性の疾患が見つかることもあります。治療しても 3 週間以上，改善が少ない慢性咳嗽では CT を撮影した方がよいでしょう。

　肺胞が病変の主座になる COPD，肺気腫でも細気管支の炎症から病変がはじまることが知られています。気道病変の程度には個体差がありますし，咳感受性も同じではないので，ほとんど咳が出ず呼吸困難の目立つ人から咳嗽が気になって困る人までいます。間質性肺炎においても乾性咳嗽からはじまることもよくあります。やはり肺胞の周辺は肺胞道，呼吸細気管支，細気管支へと広がり症状が出るようです。実際は気道病変によるものばかりでなく，肺胞が吸気で拡張するときに引っ張られ，進展受容体（stretch receptor）の刺激による咳もあると言われています。

　腫瘍の場合でも炎症があれば咳は出ると考えておきます。つまり腫瘍だけで炎症を伴わなければ咳がないこともある。しかし，ある程度の大きさになって気道腫瘍の表面が発赤してくれば咳が出てくる。実際に証明したわけではありませんが，気管支鏡の所見からもそのような印象がありますし，咳から鑑別を考えるには整理がしやすいと思います。

　咳嗽でも具体的な例で考えてみましょう。

喘息治療中に感冒？に罹患した例

　38 歳の女性。気管支喘息で通院治療中です。服薬状況は不規則ですが軽症ですし，吸入ステロイド（ブデソニド：BUD）のみで，おおむね良好に経過していました。4 月末に感冒に罹

患。その数日後から喀痰を伴う咳が増加。さらに10日後に受診しクラリスロマイシン（CAM）と気管支拡張薬を処方されました。しかし，それから2週間たっても咳嗽は改善しないので再度受診しました。このときの肺音は気をつけて聴きましたが正常で，咽頭発赤もありません。胸部X線写真では異常なし。BUDはドライパウダーでも粒子径の小さな薬剤ですが，吸入ステロイドの使用頻度が高くなったので咳嗽増悪の危険因子と考えました。ここで吸入ステロイドを咽喉頭の障害が最も少ないと言われている粒子径の小さなエアロゾル製剤シクレソニド（CIC）に変更し，さらにロイコトリエン拮抗薬，徐放性テオフィリンを追加しました。感冒罹患でそれまでアドヒアランスが今ひとつだった気管支喘息が悪化したと考えたのです。ところがそれから1カ月経過しても期待したほどの改善はみられません。少しはマシなような気もするが夜間の咳嗽もひどく眠れないこともあるといいます。肺音も，もう一度検査した胸部X線写真も正常でした。

　花粉症がありますが，今季は特に悪化はありませんでした。喫煙歴なし。仕事は事務系の会社員で，特に粉じんや刺激物への曝露はありません。

　何を考えてどうすればよいのでしょうか。

・2009年　1月上旬

　咳嗽ひどく，百日咳抗体検査。肺音正常。

　百日咳凝集素価：東浜株640×，山口株1280×

　コハク酸メチルプレドニゾロンナトリウム（ソル・メドロール®）125mg。プレドニゾロン30mg×5日間。アジスロマイシン（AZM）×3日間。

・1週間後

　咳嗽は大幅に改善。

シクレソニド（オルベスコ®），モンテルカストナトリム（シングレア®），ツロブテロール（ホクナリン®），テオフィリン（ユニフィル®），CAM 投与。

・約 2 カ月後
咳はさらに改善したが若干残っている。

まとめ

　喘息で治療中に**百日咳**を発症し，発症 10 日後には有効とされる CAM も投与されていますがあまり症状は改善しませんでした。AZM など治療強化は発症 6 週間後なので，これも効果は疑問ですが，やらないよりはいいと考えています。経口プレドニゾロンも使用し，治療開始 1 週間後でかなり改善し，5 週間後にはほぼ普段の状態までコントロールできました。全体で約 300 床，呼吸器科の外来診療数 400 弱の私たちの施設でも百日咳と考えられる症例は年間 40 例を超えていました。5 月頃に多く見られます。

　百日咳菌（グラム陰性桿菌）の感染によるもので潜伏期は 1～2 週間。最初は風邪症状のカタル期が約 2 週間続きます。飛沫感染ですが，この時期が一番うつりやすいと言われています。その後，重い咳発作の痙咳期が数週間続き，回復期になります。治療は早期のマクロライド系の抗菌薬，咳の治療は鎮咳薬よりも咳喘息に準じて治療した方がよいと思います。

　「Ⅲ章 症例から考える」でも解説するように，クラミドフィラ・ニューモニエとの混合感染も多い（約 30％）という印象ですが，治療は共通しています。本例のように喘息という基礎疾患があると症状が遷延しやすいので強力な治療が必要です。

II 症状を生理学から考える

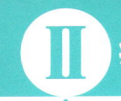

喀痰

● 喀痰の成り立ち

　喀痰は気管支，肺からの分泌物の塊です。健常人からの下気道分泌物は少量なので通常は喀痰として認知されません。喀痰を自覚することは病的な状態を示します。人によっては多量の喀痰があっても無意識に嚥下して喀痰を自覚しない場合もあります。喀痰は咳とともに喀出されますが，本人は咳と認知せず，「痰は出るけど咳は出ません」と言うこともあります。唾液や後鼻漏を含めて「痰が出る」と訴えることも多いのですが，鼻閉や後鼻漏などについての問診を慎重にすれば多くは判別できます。

　私たちは外気のみでなく，大気中の浮遊物質も吸入しています。気道粘液はこのような気道に侵入した異物を排除するのに重要で，健常人でも毎日100mlの気道分泌液を無意識に嚥下しています[1]。正常の気道分泌物には粘液腺と杯細胞からの分泌物と血漿からの漏出液が含まれています。喀痰には剥脱した気道上皮，糖蛋白，リゾチームなどの細菌抑制物質，ラクトフェリンなどのペプチド，分泌型IgA，アルブミンなどの血漿蛋白も含まれ[1]，感染があれば菌体，白血球も含まれます。

　気道粘液は気道表面の線毛上皮を覆って異物を排除し，細菌を抑制しながら，気道上皮を乾燥から防いで，気道の表面を無菌に保ちます。気道に炎症が起こると粘液が増えますし，膿性

や粘稠になったり，粘膜の炎症がひどくなって出血性になれば血が混じった血痰になります。

　喀痰の量や性状（色，固さなど）で何がわかりますか？
　急性，慢性にかかわらず気道炎症があれば気道粘液分泌と血漿成分（水分，蛋白など）の濾過量が増加するので喀痰量が増加します。喀痰は感染などの強い炎症がなければ無色透明（気泡があると白く見える）です。黄色膿性喀痰は，白血球のDNAあるいは白血球由来の酵素（ミエロペルオキシダーゼ）によって黄色に見えます。また，気道に貯留する時間が長いと酸化して緑色になります。つまり，黄色痰では喀痰に多くの白血球が含まれ，緑色痰は気道に長く貯留していた（喀痰が多いか切れにくい）ことがわかります。
　血痰（量が多くなれば喀血です）は，咳嗽とともに血が混じった喀痰あるいは血の塊，時には鮮血を喀出することです。血痰，喀血は下気道からの出血で，鼻出血など，上気道からの出血との鑑別も重要です。血痰の原因としては気管支炎などの気道感染が多いことに注意しましょう。またアスピリンやワーファリンなどの凝固，血小板抑制薬を服用していると血痰が出やすくなります。血痰が膿性痰とともに出るかの問診も重要です。もし，血痰が膿性痰に伴って出たり，膿性痰に混じって茶色や褐色の痰が出る場合には，一般菌による気道感染に伴う出血の可能性が高いと考えます。しかし，結核，肺癌はそれ自体が血痰の原因になることも，また合併することもあるので見落とさないように注意しましょう。
　気管支拡張症や副鼻腔気管支炎では冬季などに増悪を繰り返し，普段から黄色痰が多いウェットタイプと，普段は喀痰が少なく，感染をきっかけに血痰，小喀血を来すドライタイプがあります。いずれも感染増悪時には血液が混じった膿性痰となりますが，特にドライタイプでは膿性痰がみられずに血痰のみの

こともあります。

喀痰の疾患別の特徴

喀痰には疾患，病態ごとの特徴もあります。その代表は，慢性気管支炎の非特異的な炎症による透明な粘液性の喀痰です。これに気道感染症（まれには重症の喘息）でみられる膿性痰と出血による血痰があります。基礎疾患と痰の性状の組み合わせで考えればそれぞれの特徴がわかります。

■慢性気管支炎の喀痰

慢性気管支炎の喀痰は，イギリスでの有名な COPD の疫学調査報告[2]によって明らかにされました。これによれば慢性気管支炎患者は喫煙による気道刺激で少量の喀痰が持続的に出るようになるのですが，喀痰量としては少なく，56％の被験者は1日量が2ml以下でした。性状もおよそ90％は粘液性で，明らかな膿性痰は1％以下でした。疫学調査ですから個々の例の詳細な検討はされておらず，抗菌薬が現在のように普及していないという時代背景を考えれば気管支拡張症などの他疾患の混入もあるはずです。そうすると膿性痰はほとんどないとも考えられます。この調査では，1日の喀痰量が少なく，3年以内の呼吸器疾患罹患がなければ肺活量の低下も軽度であることもわかっています。慢性気管支炎での気管支壁での粘液腺の発達は粘膜の厚みと気管支腺の高さとの比，Reid Index として知られています。

余談ですが，この Reid Index を提唱したリード（Reid）先生と大阪で会食したことがあります。お弟子さんでもある北川正信先生（当時，富山医科薬科大学病理学教授）に誘っていた

だいたのです。リード先生はCOPDばかりでなく，肺循環でも多くの業績を上げておられる病理学者です。当時50歳代半ばくらい。プラチナブロンドの美しい女性で，やさしいお人柄。会話も楽しく，イギリスからアメリカのハーバード大学に招聘されたときに研究室の10名以上のスタッフ全員がついて行ったというお話も得心できました。その後も肺循環の学会などで会いましたが，実績とともに優しさと的確な発言で尊敬を集めていました。

　話を戻します。このイギリスでの調査報告から慢性気管支炎は「2年連続して，主に冬季に3カ月以上喀痰が続く」と定義されました。同時に慢性気管支炎は，①主に喫煙による気道の慢性非特異的炎症である，②喀痰の1日量は多くとも5mlまでで，粘液性痰である，③慢性気管支炎症状が数年以上続いてから閉塞性肺機能障害（肺気腫）を来す例がある，ということも明らかにされました。

■気管支喘息の喀痰

　喘息患者の気道では粘液腺，杯細胞の肥大と増加がみられます。喘息患者の喀痰中の細胞ですが，好中球が増えている症例と好酸球が増えている例がおよそ半々で[3]，いずれも気道炎症を反映しています。コントロール良好だと喀痰はあっても少量で，透明，粘液性です。喘息の喀痰が膿性でないのは気道炎症があっても，炎症細胞数が気道感染症より少ないためでしょう。

　粘液性の粘い痰があるときは気道炎症のコントロールが不十分で抗炎症薬の増量が必要です。膿性喀痰は感染が加わったものと考えて対応します。喘息でも好酸球の増加によって膿性喀痰がみられると教科書的な記載がよくありますが，感染なしでの膿性痰は実際にはほとんどみません。

喘息発作時でも，気道炎症が軽ければ喀痰は比較的切れやすく，単音性（モノフォニック）のウィーズが聴かれます。気道炎症が強いと喀痰は粘稠で，聴診では多音性（ポリフォニック）なウィーズが聴かれます[4]。長期に症状が続く場合はアレルギー性気管支肺アスペルギルス症などの合併症も考えましょう。

■気道感染症の喀痰

　私が近畿中央病院（現近畿中央胸部疾患センター）で，まだ保険適用がなかった在宅酸素療法をはじめたのは30年ほど前です。重症の呼吸不全の患者が集まり，療養所の看護体制ではとても対応しきれないほど呼吸管理が大変になりました。その忙しい中で看護師が蓄痰（図1）の記録をはじめました。膿性痰（P）や粘液性痰（S）などの記載ではわかりにくいので，透明な蓄痰コップで見たままの色と量を色鉛筆で記録しました。ここから5症例，計2,107日間の観察をまとめてくれました。

・0.5℃以上の体温の上昇（発熱）の前に喀痰量の増加（前3日の平均の25％以上）を認めた（図2）のが24回ありました。喀痰量が増加せずに発熱を認めたのは5回でした。この5回も喀痰の色の変化（透明が黄色い痰になる，黄色が緑色になる）を認め，気道感染によるものと考えられました。
・喀痰量が増加しても発熱しなかったのは19回でした。これは調査後半で喀痰量の増加を認めたらただちに抗菌薬を投与したため，発熱（感染増悪）を回避できたと考えています。

　まとめると，抗菌薬で治療可能な一般菌による感染増悪の多くで喀痰量が増加しますが，喀痰の色の変化で現れることもあります。この観察をはじめた後，喀痰量が増える，喀痰の色が変わるといった感染徴候があればすぐに抗菌薬の開始や変更をしたので人工呼吸管理の数は激減しました。調査は大変でした

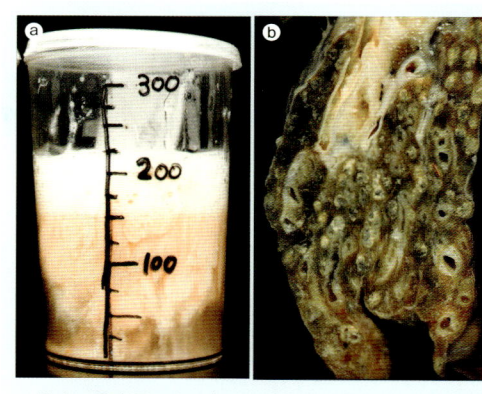

a. 蓄痰：最上層に泡の部分，その下に膿の部分が分離し，最下層に漿液性の3層に分かれる。一晩放置すると膿が最下層になり，漿液性の部分と入れ替わる。この色をそのまま色鉛筆でカルテに記録した。喀痰の1日量が100mlを超えると1日中排痰が欠かせなくなり，この例のように1日量が150mlにもなると，排痰が遅れると窒息しそうな感じになる。透明カップで横から見ないと上層の泡しか観察できない。
b. びまん性汎細気管支炎の剖検肺：気管支拡張と気管支壁の肥厚が目立つ。これが多量の痰ができる原因と考えられる。

図1　びまん性汎細気管支炎の症例

が医療スタッフを救う研究になりました。喀痰の量と色は本人も自覚できるので外来患者の自己管理にも有用です[5]。

喀痰の観察，呼吸管理に献身的な努力と知恵をいただいた当時の国立療養所近畿中央病院東1病棟の看護師諸姉，特に中心的な仕事をした瀧浪邦子氏（吉川病院，総看護師長），久米早苗氏（関西リハビリテーション病院，看護部長）に深く感謝します。

II 症状を生理学から考える

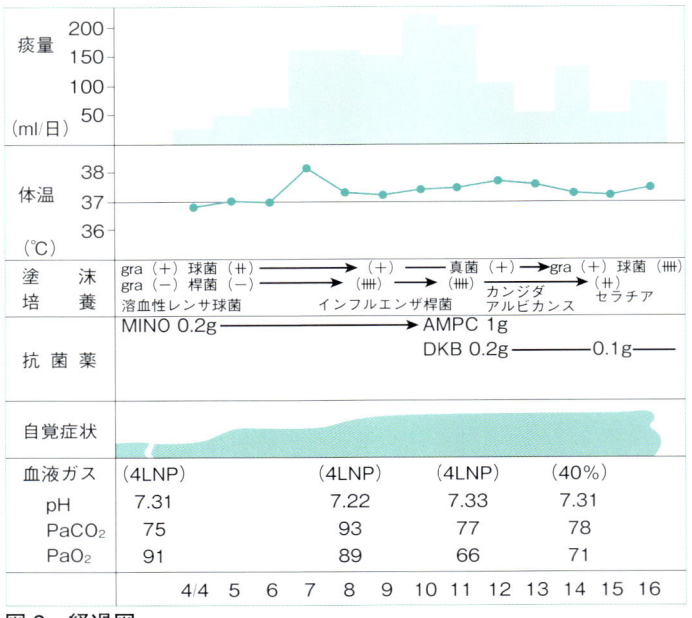

図2 経過図
喀痰が増えはじめて2日後に発熱を認め，インフルエンザ桿菌感染による増悪と考えられた。抗菌薬の変更が菌の同定後になり，喀痰量は数日後に減少したが呼吸困難は持続した。

喀痰のグラム染色

　喀痰のグラム染色は慣れれば鏡検も含めて10分以内でできる有用な診断手段です。白血球が多くみられれば良好な検体で，扁平上皮の混入が多ければ唾液部分が多く，鏡検や培養の結果が信用できないこともわかります。白血球とともに単一の菌種が多くみられれば起炎菌と考えられます（**図3**）。菌種がわかれば抗菌薬の感受性も推定できますし，適切な治療が速やかに開始できます。培養結果が数日後に出ますのでグラム染色と併せて判断すれば起炎菌の推定が正確になります。もちろん

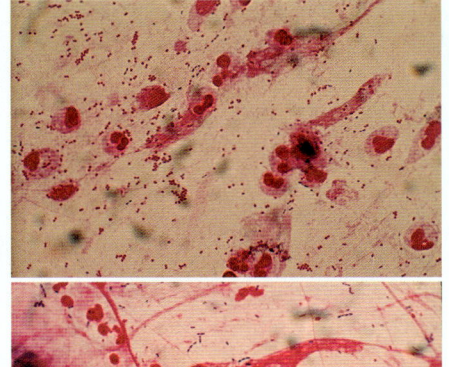

白血球が多く，扁平上皮はほとんどみられない良好な検体である。菌は大半が2個ずつのペアになっている球菌（双球菌）で，菌体は青に染まりグラム陽性である。このことから肺炎双球菌による感染と診断できる。

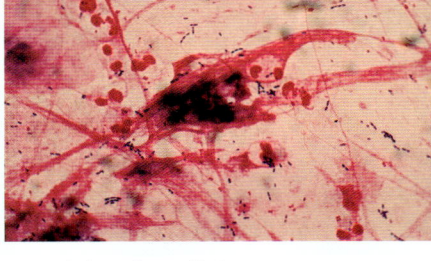

図3 喀痰のグラム染色

重症例では血液培養も併せて行います。

　しかし，喀痰のグラム染色で起炎菌が推定できるのは多くとも20〜30％程度でしょう。『成人市中肺炎診療ガイドライン』では，抗菌薬の選択にグラム染色の使用を推奨していません。発症時の状況から起炎菌を推定して抗菌薬を選択することを薦めています。尿中肺炎球菌抗原やレジオネラ抗原などの検査も普及していますし，多忙な医師への負担も考えれば，ルーチン業務としての喀痰グラム染色は再考する必要があります。しかし，重症例で迅速，的確な判断が必要な場合には有用な手段です。

肺癌と喀痰

　喀痰での細胞診の肺癌陽性率は肺野型よりも肺門型で高く，腫瘍自身が喀痰を作るというよりも気道の刺激が原因になっているようです。血痰は腫瘍の表面からの出血によるものでしょう。細気管支肺胞上皮癌（bronchoalveolar cell carcinoma：BAC）ではbronchorrheaと呼ばれる大量の喀痰が，ことに病変が2葉以上に及ぶときにみられます。癌細胞自体による粘液産生が強く，Clイオンの過分泌も伴って大量の喀痰を作ります[6]。

II 症状を生理学から考える

側臥位と低酸素

● 患側と健側…どちらを上にすればよいのか？

　片側の大量胸水や肺炎では患側が上の側臥位の方が楽で酸素飽和度もよいとか，その逆の側臥位の方が楽で血液ガスもよい，ということがあります。これは胸郭のコンプライアンス（広がりやすさ）と低酸素性肺血管攣縮（hypoxic pulmonary vasoconstriction：HPV）の関係で決まります。

　側臥位になると下側の胸郭は体重がかかり布団に押しつけられて広がりにくく（コンプライアンスが下がる），逆に上側の胸郭は楽に広がります（コンプライアンスが大きい）。仮に右側の肺炎の場合を考えます。右下の側臥位なら左側の健側が広がりやすくなります。肺循環は低圧系ですので右側臥位だと正常では右に血流が多く流れ，換気のよい左側の血流が減ります。右側の肺炎では右側臥位は苦しいと考えられますが，実はその逆もあります。それには HPV が関係してきます。

　HPV は，換気の悪い低酸素部位の血管が収縮し血流を減らしてガス交換の効率を高めようとする，肺循環に特有の反応です。先に述べた右側の肺炎での右側臥位では，HPV がしっかり働く人では肺炎部位の右側の血流が減りますからコンプライアンスがよい健側の左肺に効率よく血流が配分されます。酸素飽和度もよく保たれ，息切れも軽くなります。

　一方，HPV が弱い人で患側が下になると，患側に血流が多

いままになります。患側が下だと胸郭コンプライアンスが低く，酸素化も不良な部位に血流が多い，という非効率なことになりますから，患側が上の方が楽になります。およそHPVが強い人は患側が下の方が楽，弱い人は患側が上の方が楽になります。

HPVが強い，弱いの個人差がそんなにあるの？　という疑問もありますね。例えば同じ程度のCOPDで低酸素血症（PaO_2が50 Torrとしましょう）でも，ひどい肺性心（肺高血圧）になる人とならない人がいます。肺高血圧になる人はHPVが強く，肺高血圧になりにくい人はHPVが弱いと考えられます（もちろん夜間の無呼吸と低酸素血症の程度，体動時の低酸素血症の程度の違いなどほかの要素もあります）。アンデス高地の住民の研究でもHPVの強い弱いの差は大きいことがわかっています。

HPVは種差がありますが，ほぼすべての哺乳類で認められます。肺炎などで部分的な酸素取り込みの障害が起こったときに，その部分の血流を減らさないとシャント効果で全身が低酸素状態になってしまいます。原始時代なら肺炎になっただけで襲われたときに逃げることができなくなり，食べられてしまったりして淘汰されます。HPVがちゃんと働けば肺炎でも逃げおおせる。HPVはこのように大変有効な生体防御反応です。

一方，HPVが不都合に働く場合もあります。HPVの反応が強いと高地肺水腫の原因になったりします。高地生活で肺高血圧になりやすくなります。動物でも同じで，海抜1,500m前後のコロラド州で牛にみられるブリスケット病は肺高血圧による右心不全（肺性心）です。一方，チベットには世界の哺乳類の中でも最も高地に棲むヤク，ナキウサギなどがいますが，HPV反応が極めて鈍いという特徴があります。

慢性呼吸不全では高地でなくとも低酸素状態になり，HPVが強ければ肺性心になりやすくなります。最近では酸素療法が

普及し，肺性心が問題となる症例は少なくなりました。原因不明の肺高血圧では低酸素血症がなくとも酸素が有効なことがあります[7]。最近では強力な血管拡張薬が使用され治療成績が改善していますが，酸素も安心して使える治療の選択肢です。

II 症状を生理学から考える

スターリングの式

なぜ肺水腫になるのか

　有名なスターリング曲線は前負荷と心拍出量の関係を示すものですが，もう一つ有名なものにスターリングの水分平衡仮説があります。これは浮腫を理解するのに大変重要な式です。

　スターリング先生，フルネームは Ernest Henry Starling（1866〜1927年）はイギリスの生理学者で1911年（明治44年）に来日したこともあります。現在も循環器学で頻用されるスターリング曲線はイヌの実験で確かめたそうです。水分平衡仮説も有名で，100年以上を経た今でも浮腫や胸水貯留を説明する仮説というよりも原理になっています。これを発見したスターリング先生がホルモンという言葉を創出し，内分泌学の創始者としてさらに有名なのは驚きです。

　ではスターリングの水分平衡仮説の式を示します。

$Q = K[(P_c - P_i) - \sigma(\Pi_c - \Pi_i)]$

　Q：ろ過水分量
　K：透過係数
　P：静水圧（hydrostatic pressure）
　c：毛細血管（capillary）
　i：間質（interstitium）
　σ：反発係数（reflection coefficient）

Π：膠質浸透圧（colloidal osmotic pressure）

一見複雑ですが，正味は意外にシンプルです。

Q は，ろ過水分量で血管周囲に漏れ出してくる水分の総量です。K は透過係数です。血管からの水分の漏れやすさを示します。K が大きいほど水分は漏れやすい。

簡単にいえば，血管内から外への水分の，

漏れだし量＝漏れやすさ×[静水圧差－膠質浸透圧差]
となります。

[　]で囲まれている部分が圧勾配による水分移動です。前項の（Pc－Pi）は血管内と周囲の静水圧差です。静水圧とは気圧と同じような圧力で，例えば血圧 120/60mmHg というのは動脈の静水圧です。水分移動がある血管は主に毛細血管ですから，Pc は毛細血管圧です。Pi はその毛細血管周囲の結合織の圧です。

後項の（Πc－Πi）は膠質浸透圧の差です。σ は反発係数で血管壁の蛋白の通しにくさを示し，まったく蛋白を通過させなければ 1，まったく自由に蛋白が通過すれば 0 になります。σ は正常では 0.9 くらいといわれています。πc は血管内つまり血漿の膠質浸透圧で，Πi は血管周囲の間質液の膠質浸透圧です。

いずれも単位は cm 水柱（H_2O）です。正常の肺では Pc は 15cmH_2O くらいで Pi は 0 です。Πc は 25cmH_2O で，Πi はその 60% くらいですから 15cmH_2O になります。σ は 0.9 です。

Pc が少し高すぎると思われるかもしれません。心臓カテーテルでは Pc wedge 圧（肺動脈楔入圧≒肺毛細血管圧）は左房圧に近似しているということになっています。楔入してバルーンを膨らませると，カテーテル先端と左房の間に血流はないので圧差もないという理屈です。ところが実際に肺胞毛細血管圧を測定してみると，やはり毛細血管圧は左房圧より数 cmH_2O 高いのです[8]。血流があるのですから上流（毛細血管）と下流

（左房）の間に圧差があるのは当然ですね。
　$Q = K[(Pc - Pi) - \sigma(\Pi c - \Pi i)]$ の式に代入してみると，

$Q = K[(15 - 0) - 0.9 \times (25 - 15)]$
Q＝K(15－9)＝6K となります。

　つまりいくぶんかの水分が血管外に漏れ出していますが，リンパで処理されます。
　ここで静水圧が上がる代表的な疾患である心不全と，血管透過性（蛋白も通してしまう）が亢進する代表的な疾患であるARDS（急性呼吸促迫症候群）をスターリングの水分平衡式で考えてみます。
　$Q = K[(Pc - Pi) - \sigma(\Pi c - \Pi i)]$ でしたね。
　まず心不全ではPcが上昇します。肺水腫を来すレベルとして35cmH$_2$Oになったとします。血管透過性Kも少し上昇してK'になります。

Q(心不全) = K'(35 - 9) = 26K' になります。

　ARDSでは（蛋白質の）血管透過性が亢進するのでσはほぼ0になります。血管透過性Kは血管壁を蛋白まで通過するくらいですから水分の透過性ははるかに大きくなります。K*としておきます。

Q(ARDS) = K*(15 - 0) = 15 K* になります。

　実際にK*はK'の2倍よりもはるかに大きい（蛋白質が漏れ出すくらいだから水分はもっと漏れやすい）のでQ（心不全）よりもQ（ARDS）は大きくなります。
　この式からARDSの基本的な水分管理がわかります。膠質

浸透圧はσが0になっているので，**Q（漏れ出す水分量）は Pc（毛細血管圧）だけに依存**します．

Q(ARDS) = K* × Pc

　つまり，毛細血管圧を下げなければ漏出する水分量（Q）は減りません．水分制限と利尿が重要です．アルブミンを入れてもσが0ですから膠質浸透圧によって血管内に水分を引き戻すことはできません．さらに循環水分量が増え，Pcが上昇しますから悪化要因にもなります．
　ARDSの呼吸管理では呼気終末陽圧換気（positive end-expiratory pressure：PEEP）をかけます．PEEPがかかると静脈還流が減るのでPcが低下します．さらに肺の間質圧であるPiもPEEP圧の1/3だけ上昇しますからQ（ARDS）を減らすのに有効であることがわかります．
　心不全ではないのでPcを13cmH$_2$Oとして，12cmH$_2$OのPEEPをかけてみましょう．
　PEEPをかけると胸腔内圧が上昇するので静脈還流が減ります．Pcは少し低下して4cmH$_2$O減の9cmH$_2$Oになったとします．間質圧PiはPEEP圧12cmH$_2$Oの1/3かかりますから，4cmH$_2$Oとなります．σは0です．
　Q = K[(Pc − Pi) − σ(Πc − Πi)]
に当てはめてみましょう．
　12cmH$_2$OのPEEPをかける前の透過水分量は，
Q(ARDS) = K*[(13 − 0) − 0] = 13 K*になりますね．
　12cmH$_2$OのPEEPをかけた後の透過水分量は，
Q(ARDS) = K*[(9 − 4) − 0] = 5 K*
で漏れ出す水分量が大幅に減少します．

　これに利尿がつけばPcが低下し，Qもさらに減り，肺の浮

腫は軽減します。

　血圧が下がらない（＝尿量を減少させない）範囲でPEEPをかけ，利尿を図ることは，心不全と同様にARDSの管理にも必須です。

挿話⑬ お風呂と飛行機と尿意

　皆さんはゆっくりお風呂に入った後で尿意を催すことはありませんか？　また飛行機によく乗る方なら飛行中にトイレに立つ人は少ないけれど，到着後にトイレに駆け込む人が結構多いことに気が付かれると思います。もちろん飛行機の座席間隔が狭く，トイレに立ちにくいのも理由の一つですが，これには静脈灌流量（preload）が大事な役割を果たしています。

　まずお風呂に入れば水圧で水面下の皮膚，皮下組織が圧迫されます。これで末梢血管（主に静脈）にプールされていた血液が心臓に還ってきます。Preloadは増加し，心拍出量は増加します（スターリング曲線を見てください）。さらに湯温が体温よりも高いので動脈系の末梢血管抵抗が下がり心拍出量はさらに増加し，腎血流量が増えて尿量が増加します。これで尿意を催します。

　1万m近い高さを飛ぶ飛行機は当然気圧が下らないように機械で与圧されますが，それでも高空では客室（キャビン）の気圧が地上の大気圧よりも10〜20％下がります。そうすると末梢血管の拡張が起こりますので静脈灌流量は減少します。スターリング曲線の横軸では左に移動し，縦軸の心拍出量も減少することから腎血流量，尿量も減少します。着陸するときにはその逆のことが起こりますから静脈灌流は増加し，心拍出量，尿量も増えます。飛行機が到着すると出口までにたくさんトイレが設置されていて混み合うこともスターリング曲線を思い出せばよく理解できます。

●文献

1) Thompson III JA, Muren O. Sputum production. In: Glauser FL, editor. Sign and symptoms in pulmonary medicine. Philadelphia : Lippincott, 1983 : 20-7.
2) Fletcher C, Peto R, Tinker C, et al. The natural history of chronic bronchitis and emphysema. British Medical Research Council, London : Oxford University Press, 1976.
3) Obase Y, Shimoda T, Kawano T, et al. Bronchial hyperresponsiveness and airway inflammation in adolescents with asymptomatic childhood asthma. Allergy 2003 ; 58 : 213-20.
4) 長坂行雄, 保田昇平, 家田泰浩, ほか. 気管支喘息の連続性ラ音の解析の試み. 薬理と臨 2004 ; 14 : 547-52.
5) 長坂行雄. 呼吸器の身体所見. 呼と循 2004 ; 52 : 285-91.
6) 平良真奈子, 山脇 功, 渡辺法子, ほか. 細気管支肺胞上皮癌による難治性気管支漏に対して種々の薬剤を試みた1例. 呼吸 2005 ; 24 : 171-5.
7) Nagasaka Y, Akutsu H, Lee YS, et al. Longterm favorable effect of oxygen administration on a patient with primary pulmonary hypertension. Chest 1978 ; 74 : 299-300.
8) Nagasaka Y, Bhattacharya J, Nanjo S, et al. Micropuncture measurement of lung microvascular pressure profile during hypoxia in cats. Circ Res 1984 ; 54 : 90-5.

III 症例から考える

これまで，系統的な診察と生理学的な理解によって身体所見の取り方を勉強しました。本章では，実際の症例でどのように考え，どのようにアプローチすればよいのか学んでいきましょう。ちょうど医学部の系統講義であらゆる知識をインプットし，クリニカル・クラークシップでその知識をアウトプットする方法を学ぶのと同じです。実践でどう使うかを考えながら進めていきましょう。

III 症例から考える

case 1
2週間以上止まらない咳嗽

症例

　35歳，女性。妊娠8カ月。5月上旬に2週間咳嗽が続き，夜間に特にひどくて眠れなくなり来診。喀痰，喘鳴は自覚せず，発熱，咽頭痛もなし。日中は咳込むことはあるが，連続的ではなく，仕事も何とかできる。

既往歴：花粉症，気管支喘息の既往なし。
喫煙歴：なし。
職業歴：看護師。外来勤務で咳嗽を含む，さまざまな患者との接触がある。
家族歴：15歳の長男が本例の発症1週間前より咳嗽をしていた。
現症：咽頭発赤なし。バイタルサインも正常。聴診すると肺野全体で呼気もはっきり聴こえる気管支音を聴取。深呼吸を繰り返しても喘鳴はないが，咳込みそうになる。妊娠8カ月である以外，身体所見に異常なし。

　急性発症の気管支炎としてマイコプラズマやクラミジア感染も念頭に置いて1週間，以下の治療を行いました。また夜間の咳嗽が強いときは喘息の要素があり，喘息の治療で効果が期待できます。

①フルチカゾン・サルメテロール（FP/SM DPI）（アドエア®）250：1日×2回吸入
②ツロブテロール（ホクナリン®テープ）1mg貼付
③テオフィリン徐放薬（テオドール®）200mg分2
④クラリスロマイシン（CAM）（クラリス®）400mg分2

　少しよくなったもののまだ夜間の咳込みがあります。聴診では気管支音はなくなって呼気のほとんど聴こえない肺胞音となり，自覚症状も聴診所見も若干改善しました。それでCAMを中止して鎮咳薬を追加しました。さらに2週間経過しましたが，まだ痰が絡む感じが残ります。聴診では左上肺野で吸気終末にわずかですが喀痰貯留音（ランブル）を聴取しました。就寝前のプロカテロール（メプチン®）吸入を追加しました。次の受診は4週間後でしたがやはり痰が絡む感じがするそうです。

　通常の急性気管支炎にしては治りにくすぎるので，マイコプラズマ，肺炎クラミジア，百日咳の抗体価を測定しました[1]。またFP/SM DPI 250は吸入ドライパウダーの粒子が比較的大きいので，喉に沈着し咳嗽の原因になることもあります。吸入ステロイドを粒子が小さい製剤に変更しました。

⑤シクレソニド（オルベスコ®）200mg：1日×2回吸入
⑥ツロブテロール1mg貼付

としたところ，症状はおおむね改善しました。起炎菌の検査結果は以下のようでした。

百日咳凝集素価：東浜株10×，山口株2,560×
Cニューモニエ抗体：IgA 1.13，IgM 0.29（正常値は＜1.3）
マイコプラズマ：陰性

　百日咳です。咳がひどい急性気管支炎ではマイコプラズマ感染もありますから最初からといっても発症2週間後ですが，CAMを併用していましたし，CAMは百日咳菌にも有効なはずです。しかし百日咳では早期から有効な抗菌薬を投与しても

III 症例から考える

頑固な咳嗽が続く，という例も少なからずあります。また，症状の再燃，聴診所見が一旦改善しても，また喀痰の貯留音や気管支音を聴取することもよく経験します。

この患者は，その後無事出産しました。最初に咳をしていたという長男が1カ月経っても咳をする，というので聴診するとやはり部分的に気管支音を聴取しました。長男も百日咳凝集素価・東浜株160×，山口株1,280×と上昇していました。やはり百日咳でした。

百日咳と肺炎クラミドフィラ（クラミジア），マイコプラズマ感染症

最近，成人でも百日咳が想像以上に多いと報告されています。私たちも1年で50例ほど経験しました。年中発症はありますが，4～5月にやや多くなります。また肺炎クラミドフィラ感染は最も多い呼吸器感染症であることがわかってきました。マイコプラズマ感染もよく似た症状を示します。いずれも激しい咳が続く割には身体所見が少なく，咳喘息とも紛らわしい疾患です。

百日咳では，花粉症も小児喘息の既往もない症例（喘息患者が罹患することもあります）で，咳嗽が続き，その後，夜間にも激しい咳嗽発作がある例が目立ちます。聴診上では時にウィーズもありますが，多くの例で気管支音や喀痰貯留音（ロンカイあるいはランブル）が聴かれます。夜間の咳嗽は喘息状態を示唆するので，喘息と同様の治療を行ってみると比較的反応が良好です。このような例では，気道の持続的な炎症を来す感染症，つまり百日咳，肺炎クラミドフィラ，マイコプラズマの感染が疑われます。

百日咳の診断の基準は凝集抗体価の上昇とされていますが明確な基準はないので，症状と合わせて判断します。1回だけの

凝集素価では 1,280 × 以上で陽性とすることが多いようです[2]。百日咳菌は特殊な培地で証明できる例もありますが，培養が陽性になりやすいのは発症から 2 週間くらいまでです。この 2 週間は通常の気管支炎でも咳嗽が続くことがよくある期間なので，家族内感染が疑われるなどの状況でなければ最初から百日咳を疑うことはありません。実際には咳嗽が止まらずに百日咳が疑われるまでに 4 週間以上の例が多いので培養で証明するのは困難です。確定診断よりも臨床的な判断が大事で，百日咳などの感染が否定できない場合にはとりあえず治療を優先することが重要だと思います。

●文献
1) 石田 直，横山俊秀，岩破将博，ほか．成人遷延性咳嗽患者における感染後咳嗽の臨床的検討．日呼吸会誌 2010；48：179-85．
2) 中村 敦，岩島康仁，高桑 修，ほか．百日咳凝集素価からみた喘息患者の百日咳に対する易感染性について．感染症誌 2010；84：380．

III 症例から考える

case 2
ウィーズがない激しい咳嗽

症例

42歳，男性。風邪を引いてから咳が1カ月以上続き，最近では夜間でも咳が激しく眠れなくなったとして3月中旬に来診。症状は職場でもあるが，休みの日との差はない。発熱なし。喀痰もほとんどなく，ここ2週間ほどはタバコも吸えないとのこと。体重減少なし。

既往歴：花粉症などアレルギー疾患を含めて特になし。
社会歴：喫煙：10本／日×20年，飲酒；ビール350ml／日，ペット飼育歴なし。
職業歴：自動車整備士。屋内だが風が吹き抜けるような冬季には寒い職場環境。
家族歴：喘息なし。同様の症状を示す家人もない。
現症：身長176cm，体重78kg。

　自動車整備用のつなぎで来診。苦しくてもどうやら仕事はできるようです。体格はよいのですが，明らかに消耗した感じです。話すと咳込みそうになりますがウィーズはありません。喘息のような症状なので余程気を付けて深呼吸させたり強制呼出もしてみましたがやはりウィーズはなし。気管支音でもなく，正常肺胞音です。胸部X線写真異常なし。血液検査でも炎症

所見や好酸球増多は認めません。

ウィーズもまったくないことから急性気管支炎として β_2 刺激薬貼付薬，去痰薬で治療を開始しました。百日咳やマイコプラズマ，肺炎クラミジア（クラミドフィラ）感染の可能性もあるので CAM も一緒に1週間投与しました。

1週後来診。まったく楽にならず，夜もほとんど眠れなかったと言います。聴診でも異常なし。検査で IgE の上昇は認めません。マイコプラズマ IgM は陰性。肺炎クラミジアの IgG 抗体も IgM 抗体も上昇なし。百日咳の凝集素価は山口株，東浜株とも 80×ですから否定もできず，肯定もできません[1]。

これは病態としては咳喘息の激しい発作と同じではないか，と考えました。そこでメチルプレドニゾロン 250mg とアミノフィリンを点滴し，喘息の吸入ステロイドと β_2 刺激薬の SFC 合剤（アドエア 250®）とロイコトリエン拮抗薬も合わせて処方しました。

1週間後，「少し楽になりました，咳はまだ出ますが，夜も眠れるようになりました」と言います。聴診すると明らかな喀痰貯留音（ランブル）が聴かれます。ここからステロイドの点滴や吸入ステロイド β_2 刺激薬合剤の投与で徐々に改善し，およそ1カ月で「咳は少し出るが気になるほどではない」というところまで改善しました。聴診でのランブルも軽減しています。

その後は吸入ステロイドを中心に喘息治療を続けていますが，吸入ステロイドをやめてしまうと咳嗽症状が出ます。病歴でも身体所見でも典型的ではない喘息の発症例ですが，これ以降似たような症例（咳嗽は激しいがウィーズはまったく聴かれず，ステロイドなどで治療をすると症状は改善するがウィーズやランブルが聴かれるようになる。吸入ステロイドなどを続けてコントロールできる）を数十例経験しています。この中には百日咳の凝集素価の上昇や肺炎クラミジアの IgM 抗体価の上

III 症例から考える

昇を認める例も含まれます。

　最初は身体所見も当てにならないと思った症例でしたが，多数例を経験すればむしろ「特に夜間に激しい咳嗽を訴える症例で肺音にも異常を認めない例は重症で，ステロイドなどを含むしっかりした喘息治療をしないと改善しない」と認識するようになりました。ここでも「聴診でほとんど異常がない」という身体所見が逆に診療の重要なヒントになりました。診断名は**咳喘息**です。その後数年の経過をみていますが，吸入ステロイドを中心とした治療でうまくコントロールできています。途中で治療が中断したときはやはり激しい咳嗽に悩まされ，継続的な治療が必要なこともわかりました。

● 文献
1) 野上裕子. 百日咳と喘息をどう鑑別し対応するか？　長坂行雄，編. jmed 10　その咳と喘鳴，本当に喘息ですか？　東京：日本医事新報社，2010：66-70.

Ⅲ 症例から考える

case 3
喘息発作の重症度を診る

症例

29歳，女性。1週間前に風邪をひいて喉痛，38.2℃の発熱，鼻汁があり近医で感冒として治療を受けていったん改善したが，少しだけ残っていた咳が3日前から夜間にも激しくなりゼーゼーいって昨晩から眠れなくなったとして来診。診察待ちのときから咳込むのがドア越しにときどき聴こえる。ひどく苦しそうという状況でもないのだが急変の可能性もあるので診察順を繰り上げた。

社会歴：喫煙，飲酒歴なし。ペット飼育歴なし。
既往歴：小児喘息の既往がある。6〜15歳くらいまであまり重症ではなく，高校に入ってからもほとんど症状はなかった。最近までは風邪をひいても特に症状が長引くことはなく，昨年は今回とほぼ同じ4月頃に風邪をひいた後，ウィーズが出たため近医で治療を受け，治癒した。
　　　　3年前から花粉症があり，主に春，鼻症状だけある。
現症：身長156cm，体重48kg。体温36.5℃，脈拍96回／分・整，呼吸数20回／分。

多音性のウィーズが吸気にも呼気にも聴かれます。少し苦し

109

そうですが，頸静脈怒脹やチアノーゼは認めません。SpO_2（酸素飽和度）は95%とわずかに低下しています。

　胸部X線撮影と，血液検査をオーダーしてすぐに酸素吸入しながらステロイド（メチルプレドニゾロン250mg）とアミノフィリンの点滴をし，点滴終了前に$β_2$刺激薬の吸入をしました。多音性のウィーズは持続も長く，呼気の終末まで尾を引くような音でしたのでステロイドの点滴は1本では終われないと予測し，残100mlを切った時点でもう一度診察しました。

　自覚症状はかなり改善し，脈拍は82回／分，呼吸数18回／分と改善していますが，主に呼気の単音性に近いウィーズと吸気のランブルを聴取します。SpO_2は93%とさらに低下しています。**喘息発作**の治療で自覚症状，肺音ともに改善してもSpO_2が低下することはよくありますし，一時的なもので徐々に改善していきます。治療で気道攣縮は改善しても，それに伴う肺血流の改善が一様ではなく，換気血流不均等が拡大するのだと思います。SpO_2が少々低下しても問題なく処置を終われます。しかし，ウィーズがある程度以上残ると自覚症状の改善も不十分なことが多いので，聴診所見で追加の点滴を決めます。通常，ショートウィーズ（1秒以内くらいのウィーズ）で呼吸困難もなければ点滴を終了します。

　この例では1本目の点滴後でもウィーズの持続がやや長く，単音性とも言えない程度の改善でした。気道炎症がまだかなりあると判断し，追加の点滴をしました。喘息発作時のステロイド治療で急性期にはメチルプレドニゾロンへの反応がよいことが多いのですが，場合によってはデキサメタゾンへの反応の方がよいこともあります。ここでデキサメタゾン8mgの点滴と$β_2$刺激薬の2回目の吸入を追加すると，ほぼ自覚症状は消失し，ショートウィーズをわずかに残すだけになったので処置を終了しました。SpO_2は93%のままでしたが酸素吸入も終了しました。

経口プレドニゾロン20mg（体重1kg当たり0.5mgが標準なので少なめですが，あまりステロイド治療を受けた既往がないのと，今回デキサメタゾンという持続効果時間の長い薬剤も使用しているので少なめにしました）を3日間と吸入ステロイド$β_2$刺激薬合剤と急性気管支炎の起炎菌を広くカバーするニューキノロンなどを投与しました。この後，症状の再発はありません。

　喘息は診察待ちの間にも急変することがあります。患者が苦しがっているのに長時間（実際は数分）待たせたというような診療過程への不満がトラブルの原因にもなります。看護師からの情報に耳を傾け，患者，家族に声を掛け，慌しい中でも速やかな診療が大事です。

重症度の評価

　喘息の増悪（喘息発作）では息切れ，喘鳴，咳嗽が急速に悪化することがあります。喘息発作で来院する患者は自己管理を行い，$β_2$刺激薬の吸入やステロイドの自己内服などの対応をすでにしている例から，まったく未治療例までさまざまです。まず，重症度を判断して，治療歴を聞きます。来院前のテオフィリンの内服歴や，他院で点滴や吸入の治療を受けたかが特に重要です。テオフィリンの治療歴があれば血中濃度を測定し，必要なら少量からはじめます。喘息死のリスクの高い患者（**表1**）の認識も重要で，軽症に見えてもリスクのある患者には慎重に対処します。

　重症度（**表2**）は，苦しくて単語で区切ってしか喋れないときは高度（大発作），喋れるが起坐呼吸があれば中等度（中発作），息苦しいが横になれる程度であれば軽度（小発作）です。チアノーゼ，意識障害（傾眠，錯乱）は呼吸停止切迫の徴候です。

表1 喘息死の危険性の高い患者（状態）

ハイリスクグループとは，以下のいずれかがあてはまるものである
1. ステロイド薬の全身投与中あるいは中止したばかりである
2. 過去の1年間に喘息発作による入院の既往がある
3. 過去の1年間に喘息発作により救急外来を受診している
4. 喘息発作で気管内挿管をされたことがある
5. 精神障害を合併している
6. 喘息の治療計画に従わない
7. 現在吸入ステロイド薬を使用していない
8. 短時間作用性 β_2 刺激薬の過剰使用

（日本アレルギー学会喘息ガイドライン専門部会，監修．喘息予防・管理ハンドブック：成人編 2010．東京：共和企画，2010：86 より引用）

表2 喘息発作の強度（重症度）

発作強度[2]	呼吸困難	動作	検査値[1]			
			PEF	SpO_2	PaO_2	$PaCO_2$
喘息／胸苦しい 軽度（小発作）	急ぐと苦しい 動くと苦しい 苦しいが横になれる	ほぼ普通 やや困難	80%以上	96%以上	正常	45 Torr 未満
中等度（中発作）	苦しくて横になれない	かなり困難 かろうじて歩ける	60〜80%	91〜95%	60 Torr 超	45 Torr 未満
高度（大発作）	苦しくて動けない	歩行不能 会話困難	60%未満	90%以下	60 Torr 以下	45 Torr 以上
重篤	呼吸減弱 チアノーゼ 呼吸停止	会話不能 体動不能 錯乱 意識障害 失禁	測定不能	90%以下	60 Torr 以下	45 Torr 以上

治療目的：呼吸困難の消失，体動，睡眠正常，日常生活正常
PEF 値が予測値または自己最良値の 80% 以上，酸素飽和度 > 95%[1]
平常服薬，吸入で喘息症状の悪化なし
1) 気管支拡張薬投与後の値を参考とする．
2) 発作強度は主に呼吸困難の程度で判断し，ほかの項目は参考事項とする．異なった発作強度の症状が混在するときは発作強度の重い方をとる．

（日本アレルギー学会喘息ガイドライン専門部会，監修．喘息予防・管理ハンドブック：成人編 2010．東京：共和企画，2010：82-3 より一部改変引用）

表3 気管内挿管も考慮して厳重にモニターすべき症例

1. 重症喘息で救急外来での初期治療に効果がみられない
2. 錯乱，傾眠，その他の呼吸停止切迫の徴候
3. 十分な酸素吸入を行っても PaO_2 < 60 Torr
4. $PaCO_2$ > 45 Torr（ただし，肺気腫の合併のない場合）

チアノーゼや意識障害があればまず，非侵襲的陽圧換気（noninvasive positive pressure ventilation：NPPV）を試みたいところですが，表3の状態であればすぐに気管内挿管ができるように準備をします。

治療に必要な身体所見と検査

バイタルサインでは頻脈，不整脈に注意します。チアノーゼの有無を診て，舌の乾燥で脱水を判定します。聴診所見も重要です。単音性のウィーズであれば$β_2$刺激薬の吸入で改善する場合が多く，多音性であればステロイドの点滴が必要です。また吸気，呼気のいずれも終末まで続くウィーズが聴かれれば多量のステロイドが必要になります[1]。また気胸，肺炎，心不全の合併や鑑別も重要です。頸静脈怒脹があれば心不全，緊張性気胸の合併の可能性があるので胸部X線写真を撮影します。

酸素飽和度を測定して低酸素血症（$SpO_2 < 95\%$）があれば，血液ガス検査を行います。$PaCO_2 > 45$ Torr であれば重篤な発作（の前兆）と考えられるので，モニターを装着します。重症度と同様に初期治療への反応も病状の判断やその後の治療法の選択に重要です。

●胸部X線写真

喘息発作にルーティンで胸部X線写真を撮影する必要はありません[2]。呼吸音に左右差があれば気胸の合併を疑い，ウィーズ以外にクラックルが聴取されれば肺炎や心不全が疑われるので，胸部X線撮影が必要です。救急室で12時間治療して改善が不十分で入院した症例の34％に胸部X線写真の異常（肺炎，心不全，気胸など）が認められています[3]。治療に難渋する例では胸部X線写真で合併症の確認をしましょう。

喘息発作の治療

■酸素

　半坐位，または坐位で低酸素血症の有無にかかわらず，経鼻カニューラで2～3*l*／分の酸素吸入を開始します。COPDが主でなければ過剰な酸素投与による呼吸抑制はありません[4]。肺気腫の合併があれば1*l*／分で開始し，酸素飽和度は90％以上を保ち，呼吸困難感が改善するように調節します[5]。

■β₂刺激薬吸入

　β₂刺激薬の吸入は数分以内に効果がみられるので，最初の治療として推奨されています。短時間作動型のプロカテロール，サルブタモールなどの吸入薬を用います。スペーサーを用いたエアゾル製剤の吸入でも効果はジェットネブライザーと同等以上である[6]と言われていますが，吸入技術による効果のばらつきもあるので，慣れた方法で投与すればいいと思います。15～20分毎に投与します。重症例では，患者の状態や聴診所見も参考にして，先にステロイドの点滴などの処置をすることもあります。

■エピネフリン

　換気不全を合併するような重症例や初期治療への反応が不良例で試みます[7]。低酸素状態では不整脈などの副作用のリスクが高いので必ず酸素投与下で使います。0.2～0.3mgを皮下注射して改善がみられるまで15分毎に繰り返します。虚血性心疾患，緑内障，甲状腺機能亢進症では禁忌になります。

■ テオフィリン

　テオフィリンは有効血中濃度と中毒域が近いので，発作治療には避けるべきとする意見もありますが，実績のある薬剤ですしメタアナリシス[8]でも有効性は認められています．私はアミノフィリン〔アミノフィリン250mg（ネオフィリン®1A）にはテオフィリン200mgが含まれます〕を息切れの強い例に点滴で使用しますが，ステロイドと同時に投与します．発作治療にはステロイドの方がテオフィリンよりも有効で，短期使用では安全性も高い薬剤だからです．すでにテオフィリンを内服している場合や服用状況がわからない場合はテオフィリンの初回投与量といわれている6mg/kgを半量にします．テオフィリンの血中濃度が高すぎると嘔気，頻脈，不整脈がでます．マクロライド，ニューキノロンなどの血中濃度を上昇させる薬剤と併用される機会も多いので気を付けて使います．

■ ステロイド

　軽症でもβ_2刺激薬吸入の効果が不十分な例，中等症以上の例では，ステロイドの全身投与を行います．点滴静注が安全かつ有効です．ヒドロコルチゾン（ソル・コーテフ®，サクシゾン®など），メチルプレドニゾロン（ソル・メドロール®など）がよく使われますが，これらの薬剤はいずれもコハク酸エステルで，アスピリン喘息の増悪の要因になります．アスピリン喘息でも点滴静注ではほぼ安全に使用できますが，急速静注では呼吸停止を伴う発作も誘発されます[9]．ステロイド薬の作用発現には数時間を要するので，急速静注の利点はありません．すでにアスピリン喘息とわかっている場合には，デキサメタゾン4〜8mgを点滴静注します．急性増悪治療には吸入ステロイドは無効です．

■用手胸郭圧迫

　用手胸郭圧迫による呼吸補助も薬物療法の効果が現れるまでの補助手段として役に立ちます。胸郭の前下方（季肋部の少し上）を呼気の後半に軽く背方へ圧迫し，呼気終了でさっと手を離します。呼出量が多くなった分，次の吸気が容易になるので，うまく行えば換気量が増え，呼吸困難感も軽減します[10]。

　以上の処置で改善しなければ専門施設に移送しましょう。意識状態が悪ければただちに挿管できる準備をします。鼻マスクによる非侵襲的陽圧換気（noninvasive positive pressure ventilation：NPPV）を呼気 4cmH$_2$O，吸気 12cmH$_2$O 程度で行うと挿管を避けられることがあります。

●文献
1) 長坂行雄. 気管支喘息. EBM ジャーナル 2004 ; 5 : 60-5.
2) Findley LJ, Sahn SA. The value of chest roentgenogram in acute asthma in adults. Chest 1981 ; 80 : 535-6.
3) White CS, Cole RP, Lubetsky HW, et al. Acute asthma. Admission chest radiography in hospitalized adult patients. Chest 1991 ; 100 : 14-6.
4) Chien CW, Ciufo R, Novak R, et al. Uncontrolled oxygen administration and respiratory failure in acute asthma. Chest 2000 ; 117 : 728-33.
5) Hopewell PC, Miller RT. Pathophysiology and management of severe asthma. Clin Chest Med 1984 ; 5 : 623-34.
6) Gibson PG, Wlodarczyk JH, Borgas T. Drug delivery in asthma : a comparison of spacers with a jet nebuliser. Aust N Z J Med 1995 ; 25 : 324-9.
7) Apple D, Karpel JP, Sherman M. Epinephrine improves expiratory flow rates in patients with asthma who do not respond to inhaled metaproterenol sulfate. J Allergy Clin Immunol 1989 ; 84 : 90-8.
8) Littenberg B. Aminophylline treatment in severe, acute asthma. A meta-analyisis. JAMA 1988 ; 259 : 1678-84.
9) Stein LM, Cole RP. Early administration of corticosteroids in emergency room treatment of acute asthma. Ann Intern Med 1990 ; 112 : 822-7.
10) 笛木直人. 重症発作時の用手胸郭圧迫による補助呼吸. 牧野荘平, 編. 喘息診療のコツと落とし穴. 東京:中山書店, 2003 : 192-3.

III 症例から考える

case 4
重症肺炎で比較的徐脈

症例

58歳，男性。7月上旬より咳嗽・発熱38℃を認め近医を受診し，抗菌薬を含む内服薬を処方されたが解熱せず，さらに呼吸困難感も出現したため，1週間後に再度受診。胸部X線写真で両側の肺炎を指摘され紹介入院となった。

既往歴：16歳で虫垂炎から腹膜炎。57歳で鼠径ヘルニアの手術。
社会歴：喫煙；30本／日×約40年，機会飲酒。
職業歴：家具配送業。
現症：身長172cm，体重77kg。体温39.6℃，血圧119/57 mmHg。脈拍76回／分・整，呼吸数15回／分，SpO_2 86％。

　高熱の割には頻脈ではなく比較的徐脈です。また低酸素血症がありますが，呼吸数も増加していません。
　意識は清明ですが，少し息苦しそうです。ただ，発熱の程度を考えれば特に重篤感が強いとは感じません。
　結膜は貧血，黄染なし。頸部リンパ節は触知せず。
　心音は整で雑音なし。左側肺野でクラックルを聴取します。腹部は平坦，軟で四肢にばち指・チアノーゼを認めません。浮

腫もありません。

　高熱の出る肺炎で比較的徐脈ですから，非定型肺炎が疑われます。ここで聞き直しましたが，6月下旬（発症の7日前）に温泉へ1泊旅行をしています。鳥との接触はありませんでした。また，家族や身近な人に同様の症状はありませんでした。

　入院時胸部X線写真（**図1**）では，左側に広範な浸潤影，右側にも中葉に浸潤影を認めます。
　検査所見を見てみましょう（**表4**）。CRPも高値で，肝機能，特に胆道系酵素の上昇も認めます。重症肺炎であることは間違いありません。肝機能の異常は重症肺炎でみられますが，レジオネラやオウム病などの非定型肺炎でもよくみられます。温泉に行った7日後の発症で，鳥との接触はありません。クラックルは画像から想像するよりも少ないような印象です。レジオネラの尿中抗原は陰性です。どうしましょうか？
　胸部CT（**図2**）を見てみましょう。

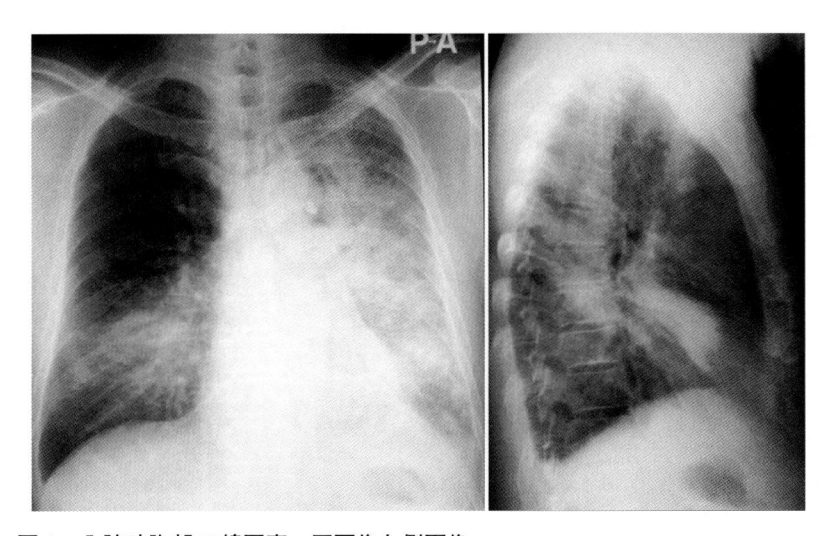

図1　入院時胸部X線写真：正面像と側面像

表4 検査所見

血算		生化学	
WBC	10,500/μl	ALP	1,882 IU/ℓ
Neu.	84.5%	AST	92 IU/ℓ
Lym.	10.5%	ALT	112 IU/ℓ
Mon.	3.0%	γ-GTP	337 IU/ℓ
Eos.	0.5%	LDH	245 IU/ℓ
RBC	390×10⁴/μl	CK	39 IU/ℓ
Hb	12.2 g/dl	BUN	12 mg/dl
Ht	34.8%	Cr	0.9 mg/dl
Plt.	26.3×10⁴/μl	TC	108 mg/dl
		TG	103 mg/dl
血清		Na	143 mEq/dl
CRP	35.8 mg/dl	K	3.0 mEq/dl
		Cl	102 mEq/dl
動脈血液ガス（室内気）		BS	111 mg/dl
pH	7.50		
PaCO$_2$	36 Torr	喀痰	
PaO$_2$	47 Torr	グラム染色では好中球を認めるが有意な菌は認めない。（これは数日後だが，培養でも発育を認めない）	
HCO$_3^-$	27.3 mEq/ℓ		
SAT	87%		
尿検査		抗酸菌 塗抹 陰性（これも結果は翌日だが，PCR 検出せず）	
肺炎球菌尿中抗原	（−）		
レジオネラ尿中抗原	（−）	このときの喀痰のレジオネラPCR（−）	

広範な肺炎ですが，左側に少量の胸水も見られます。

ここでは，**レジオネラ肺炎**の可能性が最も高いと考えました。温泉に行ってから7日目の発症ですが，病原体に曝露後5日前後の発症が多いので矛盾しません。比較的徐脈，クラックルが画像と比べて少ない，肝機能異常などレジオネラ肺炎と合致する部分が多いので，尿中抗原は陰性でしたが，レジオネラ肺炎を中心に治療しました。レジオネラの尿中抗原検査は，基本的に *Legionella pneumophila* 血清型1に反応するので，陰性であったとしても，異なる血清型や菌種によるレジオネラ感染症を否定することはできません。レジオネラ肺炎の40〜50％が *Legionella pneumophila* 血清型1によるので，尿中抗原検査で診断できるのはレジオネラ肺炎の半数です。

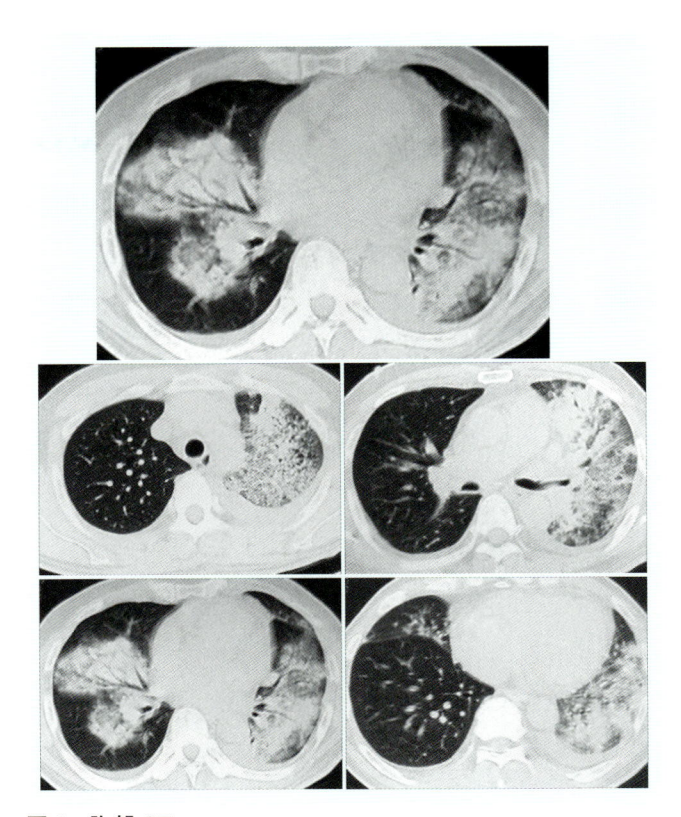

図2　胸部 CT

　ニューキノロン系抗菌薬,シプロフロキサシン(ciprofloxacin:CPFX)の点滴にリファンピシン(rifampicin:RFP)内服を加えて,さらに一般菌の感染も否定できないのでタゾバクタム/ピペラシリン(tazobactam/piperacillin:TAZ/PIPC)の点滴も併用しました。経過図(図3)のように速やかに改善し,その後,レジオネラ抗体の上昇(512倍)の結果も得ました。肝機能も同時に改善しました。

　病歴(温泉の入浴歴も含む),比較的徐脈,クラックルが少ないなど,検査所見以外にも注意したために診断,治療が遅れずにすんだ例と考えています。

III 症例から考える

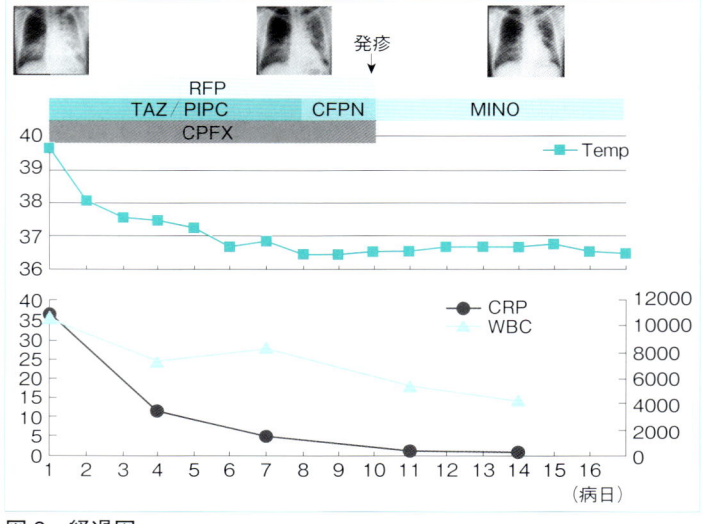

図3 経過図

III 症例から考える

case 5
息切れと微熱……肺炎か？

症例

73歳，男性。5月初めよりわずかな労作時の息切れと，ふらつきに気付いていたが放置。5月中旬から発熱（37℃），乾性咳嗽があり，息切れも少し増強して近医を受診した。胸部X線写真で左側上肺野の肺炎と診断され，6月上旬紹介で即日入院となる。寝汗や体重の増減はなく，最近，温泉やサウナなどに行ったことはない。

既往歴：43歳で胃潰瘍のため胃切除，63歳で両側の白内障手術，73歳で交通外傷。
社会歴：喫煙：20本／日×55年間，飲酒：ビール500ml／日×55年間。
職業歴：個人営業の運転手。
現症：体温36.5℃，身長160cm，体重48kg。血圧132/82mmHg，脈拍90回／分・整，呼吸数17回／分。

全身状態はやや不良ですが，意識は清明。眼瞼では貧血も黄染も認めません。口腔はやや乾燥し，少し脱水状態かと思います。頸部静脈怒脹や表在性リンパ節腫大も認めません。
胸部では左背側中下肺野でクラックルを聴取します。心音は異常なし。腹部は異常所見なし。四肢にもチアノーゼ，ばち

指，浮腫を認めません．皮膚にも異常なし．

入院時すぐに得られた検査所見（**表5**）と胸部X線写真（**図4**）を提示します．

左側の上肺野だけでなく下肺野にも少しまばらな浸潤影があります．左肺門も横隔膜の位置も右よりも2cm以上（実寸）高く，上肺野を中心に肺の縮みがあると思われます．

クラックル，肺炎様の陰影，CRPの上昇を認めるので肺炎でもよいのですが，白血球が増えていないこと，赤沈値の亢進，上肺野を中心にした肺の縮みは肺結核の可能性も考えられます．

CT（**図5**）を見てみます．散布性の結節性陰影と気管支血

表5 入院時検査所見

血算		生化学	
WBC	7,700/μl	TP	5.1 g/dl
Neu.	73.3%	Alb	2.2 g/dl
Lym.	12.8%	T-bil	0.6 mg/dl
Mon.	11.8%	GOT	29 IU/ℓ
Eo.	0.9%	GPT	15 IU/ℓ
Baso.	1.2%	LDH	134 IU/ℓ
RBC	346×10^4/μl	ALP	304 IU/ℓ
Hb	10.0 g/dl	BUN	22 mg/dl
Ht	31.1%	UA	4.0 mg/dl
Plt.	49.3×10^4/μl	Cr	0.7 mg/dl
ESR	94 mm/hr	TC	112 mg/dl
		TG	66 mg/dl
血清		Na	135 mEq/dl
CRP	14.1 mg/dl	K	3.9 mEq/dl
		Cl	97 mEq/dl
尿検査		Ca	7.5 mg/dl
尿中肺炎球菌抗原	（−）	BS	99 mg/dl

動脈血液ガス（室内気）	
pH	7.47
PaCO$_2$	39 Torr
PaO$_2$	71 Torr
HCO$_3^-$	28 mEq/ℓ
SAT	95%

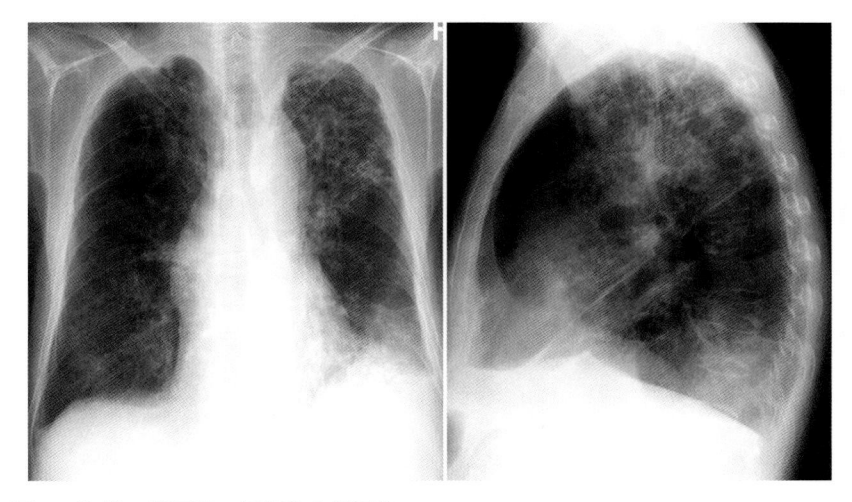

図4　胸部X線写真：正面像と側面像

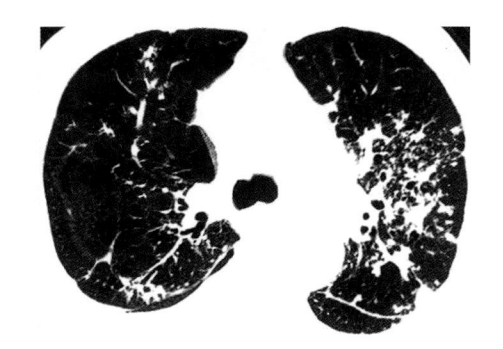

図5　胸部CT：気管分岐レベル

管束に沿った陰影があります。右側にもわずかに陰影がみられます。

　数日以内に表6の結果が出ました。喀痰検査の結果では有意な菌は認められません。抗酸菌の培養もこの検体では陰性でした。ツ反は中等度陽性でした。

　少量の胸水を認めたので穿刺してみました（表7）。

表6　入院時検査所見で数日後に結果の出たもの

マイコプラズマ抗体	（CF）＜×4	喀痰検査（入院時）	
寒冷凝集素価	×32	塗　抹：グラム陽性桿菌	＋以下
CEA	3.6 U/ml	連鎖球菌	＋以下
CYFRA	2.9 ng/ml	Tbc	（−）
pro-GRP	30.3 pg/ml	Tbc-PCR	（−）
ツ反	中等度陽性	培　養：Normal flora	
		Tbc　　　（−）（6W目）	
		Fungus　　　　（−）	
		細胞診：Class II	

表7　胸水検査（右側）

性状：淡黄色，清
　　　pH7.5，滲出性，細胞は単核球優位
塗抹・培養：
　Normal flora
　Tbc　　　　　　　　　　（−）（6W目）
　Tbc-PCR　　　　　　　　　　（−）
細胞診：Class II
ADA　　　　　　　　　　　50.6

　ADA（アデノシンデアミナーゼ）はやや高値でしたが，数日後までに得られた結果では原因を決められませんでした。そこで，喀痰だけでなく胃液の抗酸菌検査をしてみました（**表8**）。

　肺結核です。喀痰が出るというので最初は胃液の検査をしませんでしたが，胃液も検査しておけばと反省しました。また比較的急性の経過だったのとクラックルもはっきり聴こえたので肺炎をまず考えました。体重減少はなかったのですが，アルブミンも低く，栄養状態が悪いことや画像所見をもっと重視して胃液の結核菌の検査を遅くとも第3病日にはしておくべきでした（**図6**）。

　最近の肺結核は30年ほど前と違って肺尖部の結節陰影で空洞もある，巣門結合（肺野の結節陰影と肺門を結ぶ線状陰影。病巣と肺門部を結ぶ気管支の拡張と壁肥厚による陰影）がある

case5：息切れと微熱……肺炎か？

表8　第8病日の喀痰，胃液検査

喀痰検査：（第8病日）		
塗　抹：グラム陽性桿菌	＋以下	
連鎖球菌	＋以下	
Tbc	（－）	
Tbc-PCR	（＋）	
培　養：Normal flora		
Tbc	（＋）	（4W目）
Fungus	（－）	
細胞診：Class II		
胃液検査：（第8病日）		
塗　抹：Tbc	（－）	
Tbc-PCR	（＋）	
培　養：Tbc	（－）	

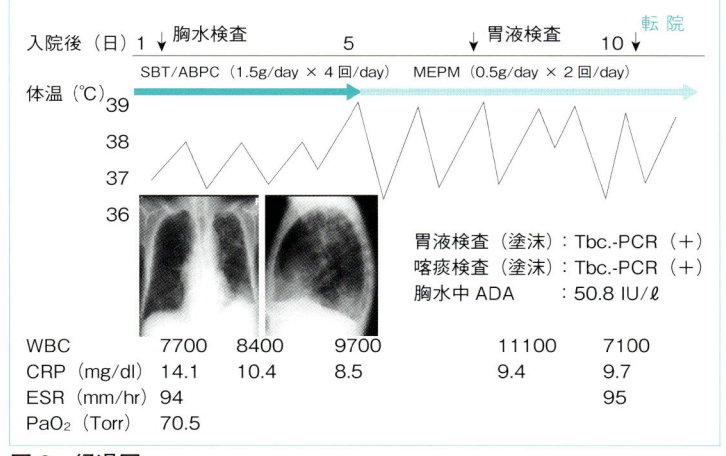

入院後（日）　1　↓胸水検査　　　5　　　↓胃液検査　　10　転院

SBT/ABPC（1.5g/day × 4回/day）　MEPM（0.5g/day × 2回/day）

体温（℃）39, 38, 37, 36

胃液検査（塗沫）：Tbc.-PCR（＋）
喀痰検査（塗沫）：Tbc.-PCR（＋）
胸水中 ADA　　　：50.8 IU/ℓ

WBC	7700	8400	9700	11100	7100
CRP（mg/dl）	14.1	10.4	8.5	9.4	9.7
ESR（mm/hr）	94				95
PaO$_2$（Torr）	70.5				

図6　経過図

という典型的な画像所見を示す例は少なく，肺炎と紛らわしい陰影がほとんどです．身体所見でもクラックルが聴こえないということもありません．肺炎で少しでも経過が遷延するようであれば肺結核を考えた対応が必要です．肺結核として入院加療してよくなる例でも喀痰で排菌が証明されるのは半数強に過ぎません．菌検査だけでなく，総合的な判断が必要です．

III 症例から考える

case 6
喘鳴を伴う呼吸困難

症例

45歳，女性。6カ月前より喘鳴を伴う呼吸困難があり，近医で気管支喘息として3カ月以上の入院を伴う治療を受けていた。メチルプレドニゾロンの点滴でも改善が乏しく，アスピリン喘息と言われていた。起坐呼吸はない。徐々に家事もできなくなり，室内移動のようなわずかな体動でも呼吸困難が著しくなったため当院を受診し，そのまま入院となる。

既往歴：高血圧でCa拮抗薬による治療中。喘息の既往なし。花粉症なし。
社会歴：喫煙：50本／日×28年，5カ月前に呼吸困難のため禁煙。飲酒：1年半前に禁酒。それまでビール3l／日。
家族歴：母が気管支喘息，兄は肺癌。
現症：身長160cm，体重77kg。脈拍101回／分・整，呼吸21回／分。貧血，黄疸なし。ばち指なし。チアノーゼなし。
　　　受診時，喘鳴を聴取し，呼吸困難は左側臥位でやや改善。胸部X線写真（図7）では異常なし。

　　安静時にも全肺野と頸部にウィーズを聴取しました。ベッド

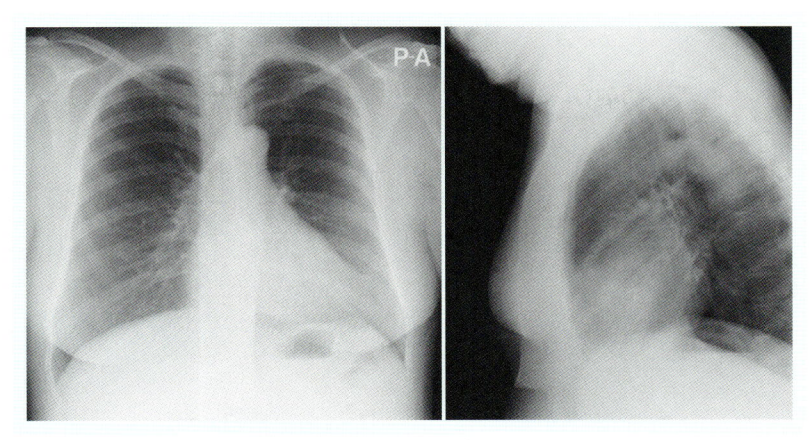

図7 胸部X線写真：正面像と側面像（RPC）

表9 検査所見

WBC	8,600/μl
Eo.	1.5%
肝機能	異常なし
LDH	234 IU/ℓ（正常）
CEA	4.9 ng/ml
CYFRA	<1.0 ng/ml
pro-GRP	26.3 pg/ml
ANA	<40×
RF	1 IU/ml
P-ANCA	<10
C-ANCA	<10

上のわずかな労作でも呼吸困難の悪化とともにウィーズも大きくなります。これは換気量の増大とほぼ比例するようにみえます。ウィーズは呼気，吸気ともほとんど全周期に及びモノフォニックに近いが「ヒュー」というような澄んだ音ではありません。かといってポリフォニックのようなさまざまな高さの音の入り混じった感じでもないのですが，喘息発作でもいいのかな，という印象です。また45歳とやや若いのですがかなりの喫煙歴もあるし，ウィーズというか，ストライダーのような音も聴かれることからCOPDも外せませんし，中枢気道の腫瘍

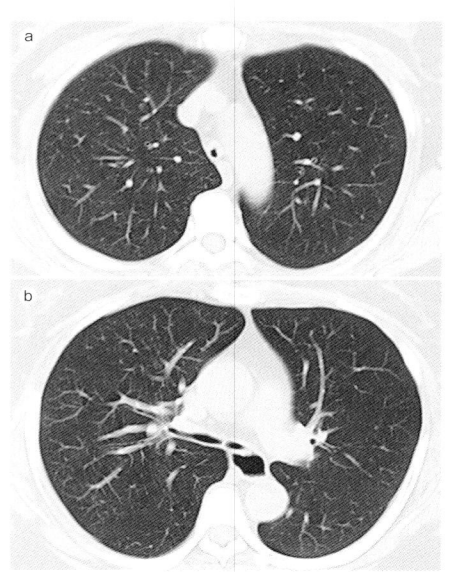

大動脈弓レベル

気管分岐部レベル

図8 胸部 CT

性狭窄の可能性もあります。

入院時の検査所見（**表9**）も見てみましょう。

身体所見では喘息の重積発作か上気道あるいは中枢気道の狭窄が疑われます。ウィーズは少し喘息と違うようだし，重積というには起坐呼吸もありません。また半年に及ぶ濃厚な喘息治療にも反応していないことから，何らかの合併症や周辺疾患が疑われます。

実は，この症例で私が最初に見たのは入院時の胸部CT像（**図8**）です。CTでは広範な気管，気管支の狭窄があり，気管の一番細くなっていた気管分岐部直上では内径が3×5mmしかありません。気管気管支骨軟骨異形成症（tracheobronchopathia oseteochondroplastica）や気管支結核も疑われますが，表面が平担で特徴が異なります。この画像で**再発性多発軟骨炎（relapsing polychondritis）**を疑いました[1]。

すぐに患者のところに行って耳を診ましたが圧痛はありません。少し柔らかさに欠ける印象でしたが，発赤や腫脹はありません。その日のうちに耳鼻科医に耳介軟骨の生検をしてもらいました。ベッド上の体動でも呼吸困難を来すので生検の結果を待たずにデキサメタゾンによる治療を開始し，数日後に生検組織も再発性多発軟骨炎に合致するという結果を得ました。約2カ月の入院治療でわずかに気管径は拡大し，座りながら炊事などできるようになり退院しました。前医でのCTを見直すと経過中に気管狭窄が進行していたが，全長に及ぶなだらかな狭窄のため見逃されていました。顔面を横から見ると鞍鼻（p31，図18）のようにも見えたのですが，本人に何度聞いても「若いころからこうだった」といいますし判断は困難でした。

　この症例では画像の決定的な所見が診断に結びつきました。前医でのCTを見直すと確かに徐々に気管が狭窄していっています。このような緩徐な画像変化は見落としやすいので注意が必要です。しかし，ウィーズが前頸部で一番強く，左右の肺野でもほぼ同じ音が聴かれたことは中枢気道の狭窄音の特徴ですし，ウィーズ音の高さが一定であることも喘息とは違います。さらに身動きできないほどの呼吸困難でも起坐呼吸にはならないという点も喘息発作と異なります。

　再発性多発軟骨炎に多い耳介の圧痛はありませんでしたが，それでも柔らかさに欠ける，という所見がありました。血液検査所見でも好酸球の増多はなく，腫瘍マーカーや自己抗体も陰性，炎症反応も目立たないなど，周辺疾患を考えるのに参考になりました。身体所見も病歴や画像，検査所見と組み合わせれば生きてくるという好例と思います。

●文献
1） 保田昇平，長坂行雄．再発性多発性軟骨炎をどう喘息と鑑別し，対応するか？　長坂行雄，編．その咳と喘鳴，本当に喘息ですか？　東京：日本医事新報社，2011：84-90．

III 症例から考える

case 7
若い男性の急激に悪化する呼吸困難

症例

18歳，男性（高校生）。最近数日で急に息苦しくなったと付き添いの母親と一緒に受診。顔色もよくない。風邪をひいたこともない，数日で咳が出て息切れもひどくなってきたというが，酸素飽和度は87％と低く，聴診では広範にクラックルを聴取。脈拍は96回／分，呼吸数は22回／分。

既往歴：花粉症（−），気管支喘息（−）。
社会歴：喫煙（−）……と答えた。飲酒歴（−）。

　胸部X線写真（**図9**）では両側びまん性にすりガラス陰影を認めます。急いでCT（**図10**）を撮ると小葉中心性の陰影です。検査所見（**表10**）が出る間に急速にバイタルも悪化して，脈拍は113回／分，呼吸数27回／分と増加しました。3*l*／分の酸素吸入とステロイド（メチルプレドニゾロン125mg）の点滴をすぐに開始しました。
　CRP（C反応性蛋白）はやや低めですが，重症肺炎であることは確かです。マイコプラズマで急性呼吸促迫症候群（acute respiratory distress syndome：ARDS）になった症例の経験もあるので，入院をお願いしました。
　気管支鏡の肺胞洗浄液からは多数の好酸球が認められまし

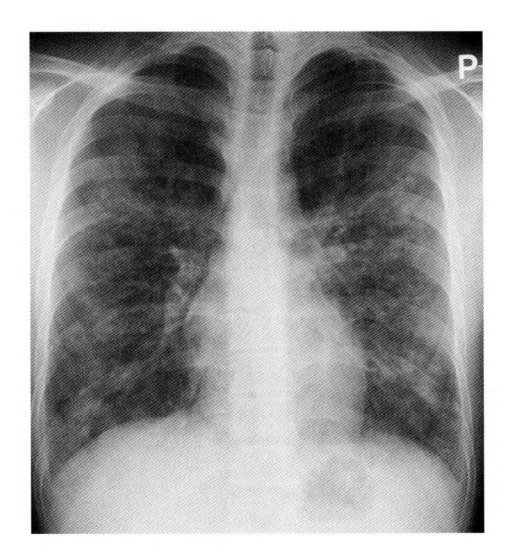

図9　胸部 X 線写真

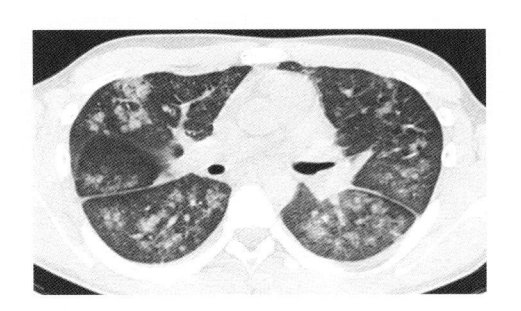

図10　胸部 CT

た。よく聴いたら最近タバコを吸いはじめたそうです。喫煙初期によくある**急性好酸球性肺炎**と診断されました。経過はもちろん良好です。ステロイド治療が著効します。数日後には元気に退院しました。

　母親がいるとき子供に喫煙歴を聞いても正直には言わないことがあります。救急で著名な寺沢秀一先生が『研修医当直御法

133

表10　検査所見

CRP	7.7mg/dl
WBC	9,700/μl
Neu.	81%
Lym.	10.5%
Mon.	4.5%
Eos.	3.9%
生化学，検尿に異常なし	
尿中レジオネラ抗原	(−)
尿中肺炎球菌抗原	(−)
マイコプラズマ IgM 抗体	(−)

度』(三輪書店，2007年) で書かれているように，女性の診療では絶対に違うと証明されるまでは妊娠の可能性を考えておかなければならない，という教訓を思い出しました。やんちゃそうな子でしたが母親には気を使っているのですね。初診の患者で混み合った外来での対応には困りましたが，症例検討会ではタイトルだけで診断が予想できる疾患でもあります。慌ててはいけません。反省です。

III 症例から考える

case 8
風邪をこじらせて急性呼吸不全？

症例

48歳，男性。生来健康だったが2月下旬頃より感冒様症状があり，近医で投薬を受け自宅で安静にしていたが発熱・呼吸困難は増悪。6日後に近医を再度受診し，肺炎と診断され内服薬を投与された。しかし発熱・呼吸困難がさらに悪化しその2日後入院となる。この間，仕事（塗装業）で特に刺激ガスを吸入したり新たな揮発性の材料を使ったということはない。

既往歴：特記すべきことなし。
社会歴：喫煙歴：1～2本／日×28年。飲酒：ビール350ml／日×28年。ペット飼育歴なし。鳥との接触も日常的にはない。
職業歴：塗装業。
家族歴：今回の病気とは直接は関係しないが，妻が糖尿病性閉塞性動脈硬化症で両下腿切断を考慮されており，子供は障害があり支援が必要。
現症：身長170cm，体重65kg。体温39.5℃，血圧120/64 mmHg。脈拍 112回／分・整，呼吸28回／分。SpO_2 90%（room air）。

熱も高く，一見してかなり苦しそうです。

眼瞼結膜貧血なし，眼球結膜黄染なし。頸部リンパ節触知せず。心雑音なし。肺音は全肺野でクラックルを聴取しました。腹部は平坦・軟で肝脾腎触れず。ばち指なし，爪床チアノーゼあり。

この段階で広範な肺炎による**急性呼吸不全**と考えました。高熱はありますが，肺炎が広範なことから起炎菌は肺炎球菌よりもむしろ非定型肺炎，レジオネラやクラミジア肺炎の可能性が高そうです。まれにマイコプラズマでもこのような形をとることがあります。最近サウナなどに行ったことはないそうです。

表11がすぐに得られたデータです。CRP上昇，白血球増多があります。ただ，普通の肺炎で幼弱白血球がこれほど出てくることはまれですし，わずか1週間の病歴でアルブミンが減少しています。軽度の肝機能異常は重症肺炎ではよく見られますがLDHの上昇が著しいのが気になります。

胸部X線写真（**図11**）を示します。左優位の浸潤影ですが肺門周囲はむしろ陰影が少なく，通常の細菌性肺炎とは印象が

表11　入院時検査所見1（すぐに結果の得られたもの）

血算		生化学	
WBC	12,100/μl	AST	82 IU/ℓ
Net.	84.5%	ALT	42 IU/ℓ
Lym.	4.5%	ALP	263 IU/ℓ
Mon.	9.5%	LDH	632 IU/ℓ
Eos.	0.5%	TP	5.3 g/dl
MetaMy	0.5%	Alb	2.7 g/dl
Myelo	0.5%	AMY	47 IU/ℓ
RBC	432×10^4/μl	BUN	20 mg/dl
Hb	13.3 g/dl	Cre	0.7 mg/dl
Plt	31.2×10^4/μl	T-Cho	147 mg/dl
		TG	110 mg/dl
血液ガス分析（室内気）		Na	137 mEq/ℓ
pH	7.50	K	4.1 mEq/ℓ
PCO$_2$	39 Torr	Cl	100 mEq/ℓ
PO$_2$	40 Torr	Ca	7.9 mg/dl
HCO$_3^-$	29.5 mEq/ℓ	gul	110 mg/dl
		CRP	20.0 mg/dl

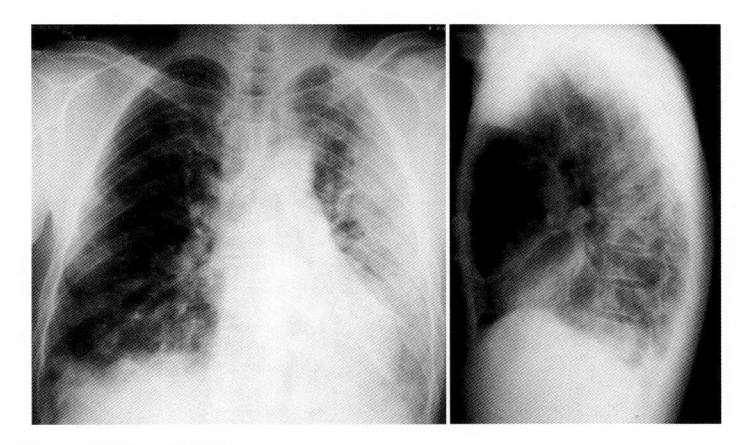

図 11　胸部 X 線写真

異なります。左側の陰影だけをとれば好酸球性肺炎の特徴とされる negative butterfly（逆蝶形陰影）のようにも見えます。すぐに CT（図 12）も撮影しました。

　この間，好酸球性肺炎にしてはクラックルが目立つ，末梢血の好酸球増加はないが，肺組織では増加していることもある。ただそれにしても好中球の左方移動が目立つ……と考えていました。

　CT を見ると斑状のすりガラス陰影が左側優位にみえます。左側の肺には縮みもみられます。この所見では劇症型の非定型肺炎か間質性肺炎の疑いが強くなります。ただ細菌性肺炎も否定できません。

　細菌性肺炎，非定型肺炎，急性間質性肺炎のすべてを考えながら検査を追加し，治療も開始しました。

　3 日目からメチルプレドニゾロンのパルス治療も加えましたが悪化し，7 日目に挿管，人工呼吸管理となりました。その後ステロイドパルスにシクロホスファミド（エンドキサン®）パルスを加えて管理し，2 週間でウィーニングもできました。**表**

III 症例から考える

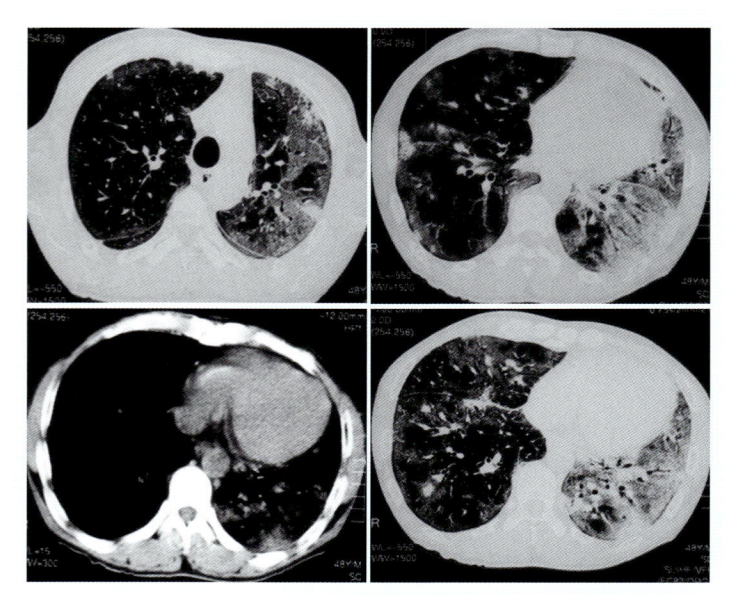

図12 胸部 CT

表12 入院時検査所見2（数日後に結果の得られたもの）

インフルエンザ A（CF）	4倍未満
インフルエンザ B（CF）	4倍未満
HTLV-1（PA）	16倍未満
マイコプラズマ（CF）	4倍未満
寒冷凝集反応	32倍
クラミジアニューモニエ IgG（ELISA）	0.10（陰性）
CMV抗原（C7-HRP）	陰性
EBV VCA IgM	10倍未満
抗核抗体	陰性
KL-6	2,750 U/ml
CEA	13.5 ng/ml
CYFRA	16.0 ng/ml
pro-GRP	19.4 pg/ml

12に示すように感染症は否定的で，気管支鏡肺胞洗浄も人工呼吸下で行いましたが，やはり感染症は否定的です．ここで**急性間質性肺炎（acute interstitial pneumonia：AIP）**と診断し

ました（表13）。

　改善後の胸部X線写真（図13）を示します。経過図（図14）に示すように，ステロイドパルス，エンドキサンパルス治療をくり返し，2カ月ほどの経過で在宅酸素療法をしながらですが，軽快退院できました。2年後に一度増悪して，ステロイドとシクロホスファミドのパルス治療が必要になりましたが，さらにステロイドを減量しながら5年以上安定した状態を維持できています。最近では酸素も不要になっています。禁煙は継続しています。退院後に患者の妻は糖尿病性動脈硬化症で

表13　BALF所見

Neu.	1.0%
Lym.	4.0%
Mon.	95.0%
T-Cell	84.0%
B-Cell	2.0%
CD4	33.2%
CD8	25.8%
CD4/8	1.29

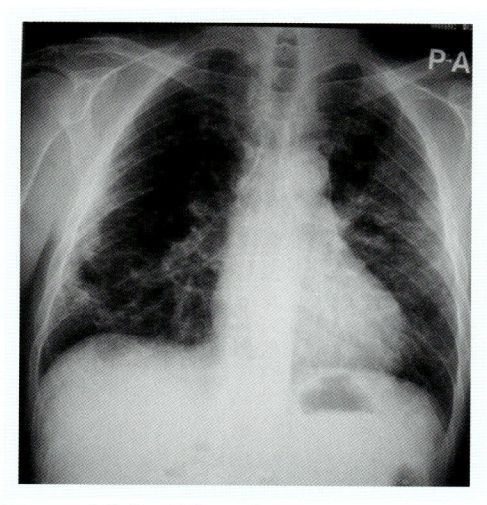

図13　改善後の胸部X線写真

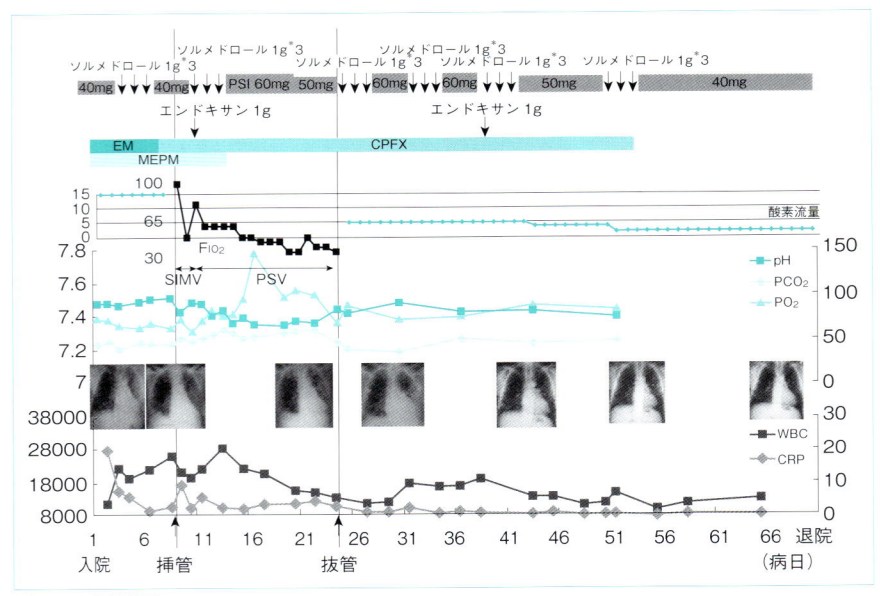

図 14 経過図

　両下腿切断術を受けました。まだ仕事への復帰ができていないのは残念ですが，家族状況も考慮すれば無理もありません。
　まとめてみると，病歴，身体所見から見直すと，健康な成人の風邪，肺炎といってもこのような症例が混じってくるので安心はできないと痛感します。また間質性肺炎でも急性ではクラックルが全肺野でずいぶんはっきりと聴こえます。クラックルは胸部 X 線写真や CT（図 15）にみられるように左右差なく聴取できました。

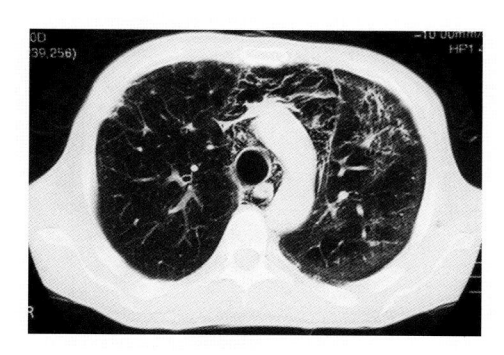

図15　改善後の胸部CT

III 症例から考える

case 9
1秒量で予後が推定できます……を禁煙失敗で証明

症例

68歳，男性。60歳で坂道などでの労作時の息切れを感じはじめ，循環器科を受診。虚血性心疾患を疑って行われたトレッドミルによる運動負荷試験は息切れによって3分で終了。心電図のST-T変化はなく，肺機能検査でCOPDと診断された。2年後（62歳），呼吸器科へ転科。そのときの肺機能検査では肺活量3.17ℓ（88%），1秒量1.14ℓ（38%），1秒率（FEV$_1$/FVC%）36%でIII期のCOPDと診断（表14）した。

既往歴：32歳，胃潰瘍で胃切除〔昭和47年なのでH$_2$ブロッカーやプロトポンプ阻害薬（PPI）はなく，この頃は胃潰瘍での胃切除があった〕。35歳，肺結核で6カ月間治療（排菌なし）。

社会歴：喫煙：20本／日×40年で現在も喫煙している。
　　　　飲酒：ビール500ml／日。

職業：小売業。

現症：まだ胸鎖乳突筋の発達は認めない。バイタルサイン，聴診を含む身体所見にも異常は認めない。
　　　胸部X線写真では肺の過膨張と多発性のブラ（巨大囊胞）を認める。「禁煙しないと，あと5年で屋内歩行でも苦しくなりますよ！」と禁煙を指導。根拠は1秒量

である。

　このときの1秒量は1,140mlです。ここから禁煙しないとすれば1年間に減る量80mlに年数を掛けます。5年だと400ml減ることになります。1140 − 400 = 740（ml）です。通常，1秒

表14　COPDの病期分類

病期	特徴
Ⅰ期　軽症COPD 　　　軽度の気流閉塞	$FEV_1/FVC < 70\%$ $FEV_1 \geq 80\%$予測値
Ⅱ期　中等症COPD 　　　中等度の気流閉塞	$FEV_1/FVC < 70\%$ $50\% \leq FEV_1 < 80\%$予測値
Ⅲ期　重症COPD 　　　高度の気流閉塞	$FEV_1/FVC < 70\%$ $30\% \leq FEV_1 < 50\%$予測値
Ⅳ期　最重症COPD 　　　極めて高度の気流閉塞	$FEV_1/FVC < 70\%$ $FEV_1 < 30\%$予測値あるいは $FEV_1 < 50\%$予測値 かつ 呼吸不全合併

〔日本呼吸器学会COPDガイドライン第3版作成委員会，編．COPD（慢性閉塞性肺疾患）診断と治療のためのガイドライン第3版．東京：メディカルビュー社，2009より引用〕

表15　COPDでの1秒量と労作性呼吸困難との関係

1秒量	労作性呼吸困難 Hugh-Jones分類	
1,500ml以上	Ⅰ度	同年齢の健常者と同様の労作ができ，歩行，階段の昇降も健康者並み （健常者と同じ）
1,200〜1,500ml	Ⅱ度	同年齢の健常者と同様に歩行できるが，坂，階段の昇降は健康者並みにできない （坂道，階段で息切れ）
800〜1,200ml	Ⅲ度	平地でも健常者並みには歩けないが，自分のペースなら1.6km以上歩ける （平地でも息切れ）
500〜800ml	Ⅳ度	休みながらでなければ100m以上歩けない （病院の廊下でも息切れ）
500ml以下	Ⅴ度	会話，着物の着脱にも息切れがする息切れのため外出できない （部屋の中でも息切れ）

著者の経験からの数値。（　）は「簡単に言えば」である。

量が700〜800mlになるとHugh-Jonesの息切れ分類（**表15**）でIV度になって「5年後には屋内歩行でも息苦しくなる」と説明できます。禁煙していないCOPD患者の1秒量の平均低下量は60ml／年くらいですが，この患者では2年前の肺機能との比較で毎年80mlずつ減るだろうと予測できました。

　実際にはどうしても禁煙できず，67歳で屋内歩行でも息切れするようになり，痩せて胸鎖乳突筋も目立ってきました。1秒量は700mlと予測どおりでした。低酸素血症を来して在宅酸素療法を導入しました。ここでようやく禁煙したのですが回復力はわずかでブラの感染を繰り返し，1年ほどの経過で亡くなりました。

　1秒量は活動量のよい指標であり，また経年変化がよく知られている肺機能の指標です。1秒量はタバコを吸わない健常者でも25歳をピークに毎年25mlくらいずつ減少していきます。25歳での1秒量が3,000mlくらいの人だと50年後の75歳でも$3000 - 25 \times 50 = 1750$（ml）となります。通常，階段や坂道での歩行，軽い運動などで何らかの息切れを感じはじめるのが，1秒量1,500ml以下になるころですから，喫煙しない健常者は75歳になっても活動に十分な肺活量を維持できています。

　では，この患者が禁煙していたとしたらどう予測したでしょう？　禁煙すると1秒量の低下は30ml／年と非喫煙者とあまり変わらない程度に落ち着きます。そうすれば5年後には$1140 - 30 \times 5 = 990$（ml）となり，1秒量がほぼ1lですから平地歩行ではほとんど息切れを感じないレベルと予想されます。

　1秒量が1lを切るあたりの100，200mlの差は呼吸困難のレベルからみると大違いです。1秒量が2l以上もある人ではこの程度の差は自覚症状にほとんど影響しません。呼吸困難が出てきてからでも禁煙を強く勧めるのは，1秒量の小さな違いが自覚症状には大きく影響するからです。

　喫煙者でも，まったく肺機能に影響が出ず毎年25ml程度の

1秒量の減少ですむ人もいます（肺癌や虚血性心疾患のリスクは当然高まっています）。タバコの影響がまったくみられなかった著名人としてチャーチル（第2次世界大戦時のイギリス首相）が有名ですが，例外的な存在で研究対象になったくらいです。その一方で，この症例のように毎年60〜80mlほども低下してしまう例もあります。喫煙者が40歳代で肺機能検査をすればCOPD（慢性閉塞性肺疾患）になる経過をとっているのか，そうではないのかがはっきりわかります。

　これを応用したのが「肺年齢」[1)2)]です。実際は細かい予測式がありますが，大雑把に考え方だけを解説します。25歳で1秒量が3,000mlで喫煙しなかったら55歳の1秒量は3000－25×30＝2250（ml）になります。喫煙して1秒量が毎年50ml減ったとすると55歳では3000－50×30＝1500（ml）になります。つまり30年の間に非喫煙者なら60年かかる1秒量の低下が起こってしまった，ということで肺年齢は25歳＋60年で85歳という考え方です。25歳を基準に考えますので，1秒量の低下が正常の2倍なら40歳で肺機能を測定すれば肺年齢は実際の経過時間，15年の2倍だけ肺は歳をとったことになるので25＋15×2＝55歳となります。患者にもわかりやすい指標です。

　肺年齢の推進役だった久留米大学の相澤久道先生がこの原稿の準備中に急逝されました。カリフォルニア大学サンフランシスコ校に同時期に留学し，公私ともに親しくしていただきました。故相澤先生の最大の業績は「喘息の気道過敏性は気道炎症によるものである」と証明したこと[3)]です。現在の喘息治療ガイドライン，吸入ステロイドによる喘息治療の端緒を開いた世紀の大発見でした。本当に残念です。

III 症例から考える

●文献
1) COPD 情報サイト．診療サポートコンテンツ．(http://www.gold-jac.jp/support_contents/index2.html)
このサイトで COPD ガイドラインのポイント，質問票なども無料でダウンロードできます．
2) 肺年齢.net（肺年齢普及推進事務局公式ホームページ）．(http://www.hainenrei.net/).
肺年齢を求める式や情報が無料で入手できます．
3) Fabbri LM, Aizawa H, Alpert SE, et al. Airway hyperresponsiveness and changes in cell counts in bronchoalveolar lavage after ozone exposure in dogs. Am Rev Respir Dis 1984 ; 129 : 288-91.

III 症例から考える

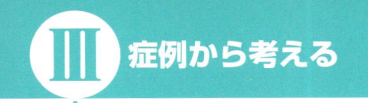

case 10
2時間続く胸痛

● 症例

64歳，女性。5年ほど前から，1年に数回，突然右の胸部痛が出現し，2時間くらいで楽になる。呼吸に伴う痛みではないとの訴えで，来診時には痛みはなかった。最後の胸痛は来診の数カ月前。

既往歴：特記すべきことなし。
社会歴：喫煙歴（−），飲酒歴（−）。
職業歴：主婦。
家族歴：特記すべきことなし。

　診察でも胸郭は視診上異常なく，心音，肺音に異常はありません。胸痛のある部位の肋骨，肋間も触ってみましたが圧痛はありません。胸部X線写真に異常はなく，ほかの症状もないというので虚血性心疾患を考えました。心電図ではII，III，aVFと右側胸部誘導のST-Tが逆転しており，マスターの負荷で陽性（上に凸）になりました。
　2時間の胸痛，というのは狭心症にしては長すぎるけれど，やはり右冠動脈の疾患かと考えたので循環器科で心臓カテーテルを含む精査をしていただきました。ところが結果は異常なし，呼吸器疾患ではないですか？　とのことです。

●経過：1カ月後

　再診で胸痛の様子をもう一度詳しく聴きました．病状に動きがありました．この1カ月で2回胸痛があり，今回は右の胸痛のあと数日後に左の胸痛もあったということです．やはり今回も胸痛は2時間続いて消えた，と言います．左の胸痛は今回が初めてです．

　本当に胸膜痛ではないのか，もう一度聴きました．まず痛む部分を指で指してもらうと，右も左も側胸部でやや下の方，季肋部に近いあたりでした．3本くらいの指で押さえる部位は第6から第7肋間，前腋窩線くらいです．呼吸では痛みが増強しないと言います．けれどさらに聴くと咳，深呼吸では痛みが強くなる．痛みは2時間くらいで軽くなるが2～3日は名残りのような痛みが少し残る．胸痛があるときには少し黄色痰も出る，ということがわかりました．

　痛むという部位を診ても腫脹や発赤はなく，圧痛もありません．クラックルやウィーズ，喀痰貯留音（ランブル，ロンカイ）も聴取しません．

　聴診では異常がないけれど中葉，舌区の病変を疑いましたのでアレルギー性鼻炎，副鼻腔気管支炎あるいは中葉症候群も考えて花粉症の有無を聴きました．これも年によってはくしゃみ，鼻汁などの症状がひどくはないが数週間くらい続いたことはある，という程度です．

　今回は胸痛があってから1週間後の受診でした．胸部X線写真では異常がないのですが，CTならば中葉，舌区の病変が見つかるのではと思ってすぐに撮影しました．右中葉には胸膜に接して1.5×1.5cmくらいの陰影が，左舌区にも同様に少し小さく形も不整な1×1cm弱の右よりも少し淡い陰影が認められました．

　もう一度最初から考えてみると，やはり**中葉症候群**に感染を合併したための胸痛と考えられました．そこで反省です．やは

り2時間だけ続く胸痛，というので最初から呼吸器疾患よりも循環器疾患ではないか，と先入観をもったうえに心電図でもそれらしい所見もあった，というのが判断を誤った原因でした．感染性の炎症を繰り返す．それが自然軽快し最初の数時間だけ症状が強く，数日で消退すると考えられます．もう少し経過をみる必要はあるでしょう．言い訳になりますが，2回目の受診のときはすぐ1週間前に胸痛があったので患者自身も胸痛の様子やほかの症状も思い出しやすかった，ということもありそうです．病歴をおろそかにしてはいけない，という教訓そのものの症例でした．

　この例の小児期の病歴では十分証明できませんが，一般に女性の気管支拡張症（中葉症候群も含め）は小児期発症でウェットタイプ（喀痰量が普段から多くしばしば感染増悪する）が多く，聴診所見でもクラックルやウィーズを聴取することが多いと言われています．

Ⅲ 症例から考える

case 11
超高齢者の呼吸困難

症例

95歳，女性。超高齢者でわずかな体動で悪化する呼吸困難が主訴。4～5年前よりときどき聴診器なしで聴こえるウィーズがあり，労作時や感冒で増強していた。高血圧のコントロールは良好。普段は1日18時間ほども眠っている。施設で1泊のショートステイ中にウィーズが増強し，帰宅した後喘鳴とともに呼吸困難も増強して救急受診して即入院になる。起坐呼吸はなく，じっとしていればウィーズもない。

原因は何でしょう。複雑な病態ですから，解説を加えながら進めていきます。

既往歴：高血圧症で治療中。
社会歴：喫煙歴（−），飲酒歴（−），ペット飼育歴（−）。
現症：脈拍90回／分・整，呼吸数24回／分。体温36.8℃，血圧130/77mmHg。意識は清明だがやや不隠あり。貧血，黄疸なし。頸静脈怒張を認める。心音では1音は亢進なし。2音は分裂しⅡp亢進。リズム不整あり。3音，4音ははっきりしない。ほぼ全肺野でウィーズとコース・クラックルを聴取。腹部は平坦，軟で肝を含めて圧痛なし。下腿浮腫なし。Homan's sign なし。四肢末梢の動

脈は良好に触知。

ここまでの病歴と身体所見で考えてみましょう。
　肺高血圧（IIp 亢進）と右心負荷（頸静脈怒脹）があります。起坐呼吸はないのですが誤嚥から左心不全，両心不全となって，2次的な肺高血圧の可能性もあります。急に病状が進行しているので急性肺血栓塞栓症の可能性もありますが，ウィーズとコース・クラックルが目立つのは心不全（心臓喘息）の可能性が高そうです。

検査をしてみました。
　胸部X線写真には軽度の心拡大があるのみで，うっ血や肺炎は認めません。心電図ではQRS波の電気軸は正常で異常Q波はありません。II，III，aVFと前胸部誘導全体でT波が逆転しています。急性肺血栓塞栓症に特徴的とされるS1Q3T3 patternなし。心エコーでは，右室，右房の拡大と三尖弁逆流（＋＋）。推定右室圧は40mmHgで，短軸では左室の圧排を認めました。左房，左室の拡大はなく，駆出率も良好でした。
　この段階で左心不全の可能性はほぼなくなり，肺高血圧が主な所見とわかります。では，左心不全による肺水腫でないとすれば，肺野で聴かれたウィーズとクラックルはどう考えればよいのでしょうか？
　喘息発作でも心電図で一過性に肺性P波が目立つ例がコンスタント（Jules Constant）先生の『Bedside Cardiology』（Lippincott Williams & Wilkins, 1999年）にも載っています。しかし，II，III，aVFと前胸部誘導全体でT波が逆転するような高度の右心負荷は喘息発作では考えにくく，やはり肺血栓塞栓症のように右心の強い圧負荷を来す疾患の可能性が高くなります。
　急性肺血栓塞栓症を鑑別するために，ただちに造影CTを撮影し，肺動脈内の陰影欠損を確認しました。次に肺血栓塞栓症

の治療を開始しました。肺野の呼吸困難，ウィーズ，コース・クラックルも消失して回復しました。

　もともと喘鳴のよく出る高齢者が喘鳴と呼吸困難の悪化で受診したのですが，聴診でウィーズとコース・クラックルまで聴こえたなど，急性左心不全，肺うっ血から心臓喘息も疑われた症例です。

　一般に心不全の徴候として有名な頸静脈怒張は肺血栓塞栓症による右心負荷，右心不全で説明できます。しかし，起坐呼吸はなく，じっとしていればウィーズも聴こえないなど，左心不全としてはおかしい所見があります。心音ではIIp亢進があるがギャロップはない。心電図では高度の右心負荷所見で肺血栓を疑い，造影CTで証明できた，という症例です。

　ウィーズ，コース・クラックルの原因ははっきりしませんが，肺血栓塞栓症によって余力のない心の機能から軽度の左心不全状態も合併したと考えるのが一番妥当かと思います。

　急性肺血栓塞栓症は身体所見では見逃すことが多い疾患です。私もつい最近，数日の経過で悪化した呼吸困難，心拡大（左心拡大が目立つ）の患者で心電図のII，III，aVF，V1～V5のT波逆転のある症例で虚血性心疾患を考えたら，実は肺血栓だったという例も経験しています。うっかりすると見逃してしまうと改めて実感しました。

　心筋は左右の心室を一緒に取り巻いています。主に左心不全を来す疾患でも右心不全徴候を伴いますし，逆に右心不全を来す疾患でも左心不全が（たとえ検査で証明できなくとも）一過性にでもみられると考えた方がよいようです。心不全は左右に分けて考えますが，明確に分離できるのではないと理解すれば，これらの症例の病態をしっかり把握できると思います。

　急性肺血栓塞栓症は術後の血栓予防をしていても発症しますし，症状も多様で，急激な経過で死亡することもある「常に可能性を忘れてはならない＝つい忘れやすい」疾患です。急性の

発症もありますし，逆にいつからあるのかはっきりしないこともあります。呼吸困難があれば肺血栓塞栓症の可能性もあると考えれば見逃しが減ります。診断のはじまりは，症状，身体所見とリスク因子です。急性型は短時間で致命的となることも多いので，確定診断に固執せず速やかに対応します。

肺血栓塞栓症では一般的に，小さな血栓であれば胸膜痛や血痰が出ることが多く，大きな血栓であれば急速な意識消失やショックになります。このような症例で肺高血圧や右心負荷が認められれば肺血栓塞栓症の可能性が高くなります。

リスク因子

腹部の大手術後には血栓予防をしないと20例に1例，血栓予防をしても50例に1例に深部静脈血栓が起こります。また肺血栓塞栓症／深部静脈血栓症の90％が40歳以上で，高齢者ほどリスクが高くなります。癌の合併は4人に1人，5日以上の臥床では5人に1人にみられます。肥満，大手術，心不全，骨折，下腿静脈瘤，脳血管障害，多発外傷，出産，避妊ピルもリスク因子です[1]。エコノミークラス症候群として知られる飛行機旅行に伴う肺血栓塞栓症は，6時間以上の飛行で多くみられます[2]。『肺血栓塞栓症／深部静脈血栓症（静脈血栓塞栓症）予防ガイドライン』にリスクが強度別に示されています（**表16**)[3]。

症状

塞栓範囲にかかわらず，呼吸困難が約80％にみられます[4]。急速な呼吸困難も，最初は何となく息切れが出てくる場合もあ

表16 肺血栓塞栓症／深部静脈血栓症（静脈血栓塞栓症）予防ガイドラインのリスク強度

危険因子の強度	危険因子
弱い	肥満 エストロゲン治療 下肢静脈瘤
中等度	高齢 長期臥床 うっ血性心不全 呼吸不全 悪性疾患 中心静脈カテーテル留置 癌化学療法 重症感染症
強い	静脈塞栓血栓症の既往 先天性血栓性素因* 抗リン脂質抗体症候群 下肢麻痺 下肢ギプス包帯固定

＊先天性血栓性素因：アンチトロンビン欠損症，プロテインC欠損症，プロテインS欠損症など．

ります．さらに咳嗽，動悸，時に発熱など非特異的な症状もあり，気管支炎と間違えることもあります．

　塞栓範囲が狭ければ肺梗塞を起こして胸痛と血痰がみられます．胸痛は急性肺血栓塞栓症のおよそ半数にみられますが，吸気，咳嗽など胸膜の伸展時に増強する胸膜痛（pleuritic chest pain）が特徴的で，漠然と胸が痛いということもあります．血痰は全体の20％程度です．塞栓範囲が広ければ肺梗塞は起こらず，心拍出量の減少による意識消失やショック（血圧低下）になります．

　肺炎や喘息でもないのに呼吸困難があって，呼吸音や胸部X線写真でも異常がなく，リスク因子があれば急性肺血栓塞栓症を疑います．特に術後や臥床が数日以上続いた症例が歩行開始とともに急激にショックとなった場合にはまず本症を考えて処置をはじめましょう．ただし術後には出血，失血による

ショック，意識障害は脳血管障害や心血管障害の可能性もあります。

身体所見

肺高血圧症状と右心負荷所見，下肢の深部静脈血栓症に分けて考えます。

■肺高血圧所見

胸骨の下1/3に手掌を当てると肺高血圧では右室の拍動を触れます。胸骨左縁に沿って肺動脈の拍動を触れ，指先で亢進した2音の肺動脈成分（IIp）を触れることもあります。2音の分裂は通常では心尖部では聴こえませんが，この2音の分裂が聴こえればIIpの亢進で，肺高血圧を意味します。肺動脈領域（胸骨左縁第3～4肋間）で拡張期の逆流性雑音（Graham-Steell雑音）があれば，肺動脈収縮期圧は80mmHgを超えています。吸気時に増強するので大動脈弁逆流と区別する特徴の一つです。

三尖弁領域（胸骨左縁第4～5肋間）の吸気時に増強する収縮期雑音は三尖弁逆流を意味します。頸静脈波で確認して2峰性であれば小さな逆流です。IIpの後で頸静脈部が沈むy下降のみがみられれば，v波つまり逆流が大きいことがわかります。

肺高血圧が比較的軽度で小さな三尖弁逆流であればa波やv波の両方，つまりx descentとy descentの両方がみられます。簡単にいえば1心拍で2つの拍動がみられれば小さな三尖弁逆流になります。逆流が大きくなればy descentだけになり，II音に続けて下降脚がみられます。この場合肺高血圧もや

や高度で収縮期に逆流性雑音が聴こえる可能性が高くなります。

■下肢の深部静脈血栓症

深部静脈血栓では大腿静脈と大伏在静脈の圧痛を認めます。足首を屈曲させてふくらはぎに疼痛を誘発する Homan's sign も深部静脈血栓症の所見です。下肢の静脈瘤は深部静脈血栓症を合併しやすいので注意します。また，片側に強い下肢の浮腫があり，足先にチアノーゼやうっ血を認めたり，逆に虚血で白っぽくなることもあります。

■予後不良の因子

脈拍110／分以上，収縮期血圧＜100mmHg，呼吸数＞30回／分，体温＜36℃，意識障害，酸素飽和度＜90％で死亡率が高いのは，血栓が大きければ死亡率が高いということです（表17）[6]。加齢のリスクは予想以上に大きく，担癌患者，血圧低下，意識障害は予後不良です。

表17 急性肺血栓塞栓症で30日以内の死亡率に及ぼす影響ポイント

予測因子	ポイント
年齢	年齢（歳）の実数
男性	＋10
合併症	
癌	＋30
心不全	＋10
慢性肺疾患	＋10
身体所見	
脈拍　　　110回/分≦	＋20
収縮期血圧　100mmHg＞	＋30
呼吸数　　30回/分≦	＋20
体温　　　36℃＞	＋20
意識障害	＋60
酸素飽和度　90％＞	＋20

この表の数値を合計してリスクを5段階に分類する。

危険度のクラス	合計ポイント
クラス1（非常に低リスク）	≦65
2（低リスク）	66〜85
3（中間リスク）	86〜105
4（高リスク）	66〜125
5（非常に高リスク）	125＜

（Aujesky D, Obrosky DS, Stone RA, et al. Derivation and validation of a prognostic model for pulmonary embolism. Am J Respir Crit Care Med 2005 ; 172 : 1041-6 より改変引用）

●文献

1) Anderson FA Jr, Wheeler HB. Venous thromboembolism. Risk factors and prophylaxis. Clin Chest Med 1995 ; 16 : 235-51.
2) 山田兼雄."エコノミークラス症候群"から"ロングフライト血栓症へ". 日旅行医会誌 2003 ; 1 : 4.
3) 肺血栓塞栓症／深部静脈血栓症（静脈血栓塞栓症）予防ガイドライン作成委員会. 肺血栓塞栓症／深部静脈血栓症（静脈血栓塞栓症）予防ガイドライン. (http://www.jasper.gr.jp/daigest/01_page.html)
4) 中西宣文. 肺血栓塞栓症の臨床症状・臨床所見. 国枝武義, 由谷親夫, 編. 肺血栓塞栓症の臨床. 東京：医学書院, 1999 : 36-41.
5) Aujesky D, Obrosky DS, Stone RA, et al. Derivation and validation of a prognostic model for pulmonary embolism. Am J Respir Crit Care Med 2005 ; 172 : 1041-6.

索引

A

ARDS　96
bronchorrhea　90
COPD　7
Hugh-Jonesの息切れ分類　144
NPPV　116
PEEP　97
pleuritic chest pain　40
relapsing polychondritis　130

い・う

ウィーズ　129
息切れ　18，64
意識状態　2
1秒量　142，143
齁　35
咽頭の後壁　36

か

下顎呼吸　10
滑車上リンパ節　33
間質性肺炎　67

き

気管支音　50
気管支拡張症　83
気管支結核　130
気管支喘息　79
起坐呼吸　9，111
喫煙　67，132
気道過敏性　145
気道病変を伴う膠原病肺　71

急性間質性肺炎　137
急性好酸球性肺炎　133
急性呼吸促迫症候群　96
急性呼吸不全　136
急性肺血栓塞栓症　151
胸痛　148
胸膜痛　40，154
胸膜プラーク　16
胸肋関節炎　42
虚血性心疾患　147
筋力　6

く・け

クラックル　46
グラム染色　73，88
頸静脈拍動　26
頸動脈怒脹　27，151
頸部呼吸補助筋　10
頸部リンパ節　32
血管透過性　96
血痰　83

こ

口腔カンジダ症　34
好酸球性肺炎　137
高炭酸ガス血症　29
高地肺水腫　92
コース・クラックル　60
呼吸補助筋　44
呼吸リハビリテーション　6

さ

在宅酸素療法　4
再発性多発軟骨炎　130
鎖骨上窩リンパ節　32

斜角筋の圧痛　44

し

触覚振盪　39，71
じん肺　15
深部静脈血栓　8，153

す

睡眠時無呼吸症候群　75
スターリング曲線　21
スターリングの水分平衡仮説　94
ストライダー　53，129

せ

声音振盪　39
咳喘息　108
石綿関連肺疾患　15
喘息死　111
喘息発作　110

た

多音性ウィーズ　53，109
打診　39
脱水　19，22

ち

チアノーゼ　23
中葉症候群　148
聴診　46

て

ティーツェ症候群　43
低酸素　2
低酸素性肺血管攣縮　91

に・ね・の

尿中抗原　73
粘液性痰　86
膿性痰　83，86

は

肺炎クラミジア感染　78
肺音　46
肺結核　124
肺血栓塞栓症　8
肺高血圧　70，155
肺梗塞　154
肺年齢　145
肺胞音　50
ばち指　24
羽ばたき振戦　29
ハリソン溝　37
ハンカチーフサイン　19

ひ

比較的徐脈　12，119
びまん性肺胞出血　14
百日咳　81，103
鼻翼呼吸　10
頻脈　17

ふ・ほ

ファイン・クラックル　60
副雑音　49
副鼻腔気管支炎　83
浮腫　20
ポリフォニック・ウィーズ　53

ま・み・も

慢性気管支炎　84
慢性閉塞性肺疾患　7

脈拍数／呼吸数の比　12
モノフォニック・ウィーズ　53
モンドール病　43

ら・り・れ

ランブル　48
リウマチ肺　71
レジオネラ　119
レジオネラ肺炎　120

ろ

労作性呼吸困難　40，66，143
肋骨骨折　42
ロンカイ　48

【著者略歴】
長坂 行雄（ながさか ゆきお）

　1972年名古屋市立大学医学部卒業。大阪大学医学部第3内科研究副手。以後，国立療養所近畿中央病院，近畿大学医学部講師，金沢医科大学呼吸器内科助教授，近畿大学医学部第4内科助教授を経て，1999年より近畿大学医学部堺病院内科学教授・呼吸器内科部長，総合内科部長。

　その間，1978年にColorado大学呼吸器科，1982年にCalifornia大学San Francisco校Cardiovascular Research Institute生理学教室に留学する。

　日本内科学会，日本感染症学会，日本呼吸器学会，日本アレルギー学会などの専門医・指導医。ACCP日本部会理事。

　著書に『ベッドサイドの胸部X線の読み方（2版）』（中外医学社，1992年），『その咳と喘鳴，本当に喘息ですか？』（日本医事新報社，2010年）など。

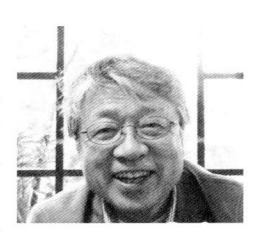

楽しく学ぶ身体所見
—呼吸器診療へのアプローチ—　　　　　　　　　　　〈検印省略〉

2011年10月7日　第1版第1刷発行

定価（本体5,600円＋税）

　　　　　　　　　著　者　長　坂　行　雄
　　　　　　　　　発行者　今　井　　　良
　　　　　　　　　発行所　克誠堂出版株式会社
　　　　　〒113-0033　東京都文京区本郷3-23-5-202
　　　　　　　電話(03)3811-0995　振替00180-0-196804
　　　　　　　URL http://www.kokuseido.co.jp/

ISBN 978-4-7719-0384-5 C3047 ¥5600E　印刷 株式会社シナノパブリッシングプレス
Printed in Japan　© Yukio Nagasaka, 2011

・本書の複製権，翻訳権，上映権，譲渡権，公衆送信権（送信可能化権を含む）は克誠堂出版株式会社が保有します。

・JCOPY ＜(社)出版者著作権管理機構　委託出版物＞
本書の無断複写は著作権法上での例外を除き禁じられています。複写される場合は，そのつど事前に(社)出版者著作権管理機構（電話 03-3513-6969，FAX 03-3513-6979, e-mail：info@jcopy.or.jp）の許諾を得てください。